北京儿童医院
BEIJING CHILDREN'S HOSPITAL

福棠儿童医学发展研究中心
FUTANG RESEARCH CENTER
OF PEDIATRIC DEVELOPMENT

儿童健康好帮手

儿童消化系统疾病分册

总主编 倪 鑫 沈 颖

主 编 徐樨巍 刘志峰

编 者（按姓氏笔画排序）

丁召路 首都医科大学附属北京儿童医院

刘志峰 南京医科大学附属儿童医院

李 玫 南京医科大学附属儿童医院

何祖蕙 南京医科大学附属儿童医院

沈惠青 首都医科大学附属北京儿童医院

林 谦 南京医科大学附属儿童医院

徐樨巍 首都医科大学附属北京儿童医院

郭红梅 南京医科大学附属儿童医院

人民卫生出版社

图书在版编目（CIP）数据

儿童健康好帮手 . 儿童消化系统疾病分册 / 徐樨巍，
刘志峰主编 . —北京：人民卫生出版社，2020
　　ISBN 978-7-117-30045-2

　　Ⅰ. ①儿… 　Ⅱ. ①徐… 　②刘… 　Ⅲ. ①儿童 - 保健 -
问题解答②小儿疾病 - 消化系统疾病 - 诊疗 - 问题解答
Ⅳ. ①R179-44②R725.7-44

中国版本图书馆 CIP 数据核字（2020）第 101802 号

人卫智网	**www.ipmph.com**	医学教育、学术、考试、健康，购书智慧智能综合服务平台
人卫官网	**www.pmph.com**	人卫官方资讯发布平台

儿童健康好帮手——儿童消化系统疾病分册

主　　编：徐樨巍　刘志峰
出版发行：人民卫生出版社（中继线 010-59780011）
地　　址：北京市朝阳区潘家园南里 19 号
邮　　编：100021
E - mail：pmph @ pmph.com
购书热线：010-59787592　010-59787584　010-65264830
印　　刷：北京顶佳世纪印刷有限公司
经　　销：新华书店
开　　本：787×1092　1/32　　印张：5
字　　数：77 千字
版　　次：2020 年 7 月第 1 版　2020 年 7 月第 1 版第 1 次印刷
标准书号：ISBN 978-7-117-30045-2
定　　价：29.00 元

打击盗版举报电话：010-59787491　**E-mail：WQ @ pmph.com**
质量问题联系电话：010-59787234　**E-mail：zhiliang @ pmph.com**

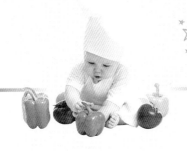

总序

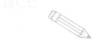

　　2016年5月,国家卫生和计划生育委员会(现称为国家卫生健康委员会)等六部委联合印发《关于加强儿童医疗卫生服务改革与发展的意见》的文件,其中指出:儿童健康事关家庭幸福和民族未来。加强儿童医疗卫生服务改革与发展,是健康中国建设和卫生事业发展的重要内容,对于保障和改善民生、提高全民健康素质具有重要意义。文件中对促进儿童预防保健提出了明确要求,开展健康知识和疾病预防知识宣传,提高家庭儿童保健意识是其中一项重要举措。

　　为进一步做好儿童健康知识普及与宣教工作,由国家儿童医学中心依托单位——首都医科大学附属北京儿童医院牵头,联合福棠儿童医学发展研究中心20家医院知名专家,共同编写了"儿童健康好帮手"系列丛书。本套丛书共计22分册,涵盖了儿科22个亚专业中的常见疾病。

本套丛书从儿童常见疾病及家庭常见儿童健康问题入手,以在家庭保健、门诊就医、住院治疗等过程中家长最关切的问题为重点,以图文并茂的形式,从百姓的视角,用通俗易懂的语言进行编写,集科学性、实用性、通俗性于一体。

本套丛书可作为家庭日常学习使用,也可用于家长在儿童患病时了解更多疾病和就医的相关知识。本套丛书既是家庭育儿的好帮手,也是临床医生进行健康宣教的好帮手。希望本套丛书能够在满足儿童健康成长,提升身体素质、和谐医患关系等方面发挥更大的作用!

总主编
2020 年 6 月

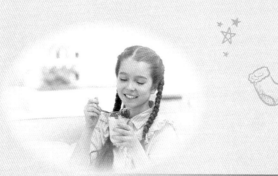

前言

儿童是家庭的希望、民族的未来,拥有健康聪明、茁壮成长的孩子,是每个父母的心愿。孩子的一举一动都牵动着父母的心,家长们在感受着欣喜和幸福的同时,还体会着育儿的艰辛和患病的担心。从孩子第一口奶的摄入到生长发育的每一天都难免会出现消化系统症状,如呕吐、腹泻、便血、黄疸、纳食不佳、生长发育落后等,孩子生病了,需要父母和家人正确识别及处理。但作为父母,常常缺少应对经验,稍有一点儿风吹草动,就会令父母如临大敌、手忙脚乱、异常焦虑,同时会有很多问题,如:孩子便血了怎么办? 是何种原因? 需要做哪些检查?

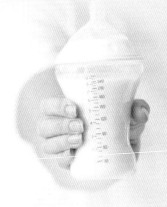

痛苦吗？怎么解决？……且孩子会经历不同阶段：婴儿期、幼儿期、学龄前期、学龄期、青春期，任何阶段都有患病的特殊性，父母多会不知所措，生怕耽误了病情，造成严重的后果。临床工作中确实有一些家长，采取错误的方式处理，导致患儿严重营养不良、发生急症、病情反复或迁延不愈等，所以掌握一定的医学保健知识是非常必要的。为了满足家长对儿童消化方面医学知识的需求，我们编写了本书。

本书选取了 70 余个常见问题，均是临床常见的、家长关心的、诊疗过程中需要反复向家长讲解的问题。

共分为三部分:家庭健康教育指导、门诊健康教育指导、住院患儿健康教育指导。编者注重本书的实用性、科学性、全面性,与时俱进,用深入浅出、通俗易懂、图文并茂的表达方式向家长传授儿童消化系统常见病的相关知识,对消化系统常见症状、常见疾病进行科学解释并告知家长正确的处理方式,为父母排忧解惑。希望广大家长能通过本书获得更多的儿童消化方面的医学知识,及早发现并处理儿童各阶段关于消化系统的常见问题,帮助儿童健康茁壮成长。本书适合于广大的年轻父母及

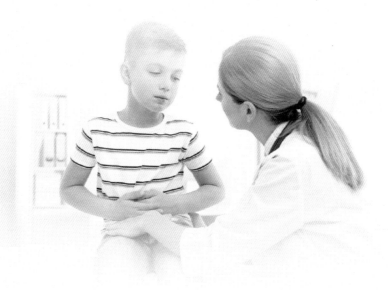

家庭其他成员,也可作为儿童保健工作者、基层医务人员和对儿童消化感兴趣的医生的参考书。

父母多懂一些知识,孩子就更加健康! 让我们一起为儿童的健康成长保驾护航!

书中若存在疏忽、不妥之处,恳请广大读者提出宝贵意见和建议。

徐樨巍　刘志峰

2020 年 6 月

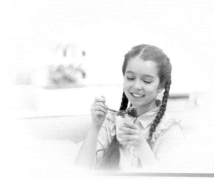

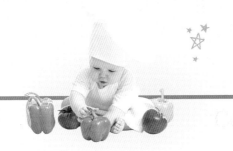

目录

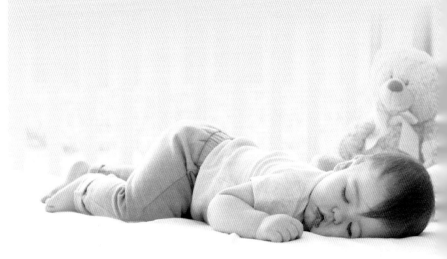

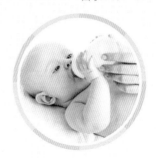

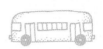

51　PART 2
门诊健康教育指导

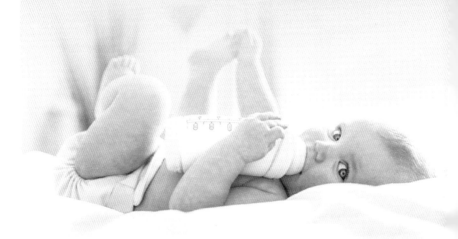

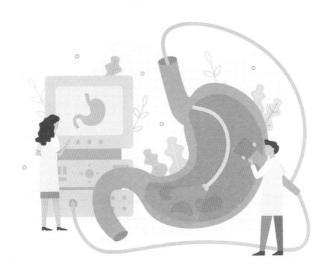

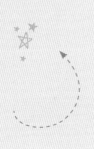
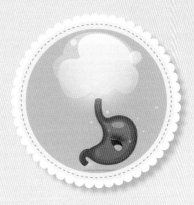

97 **PART 3**
住院患儿健康教育指导

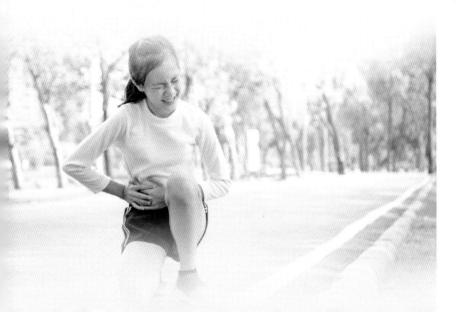

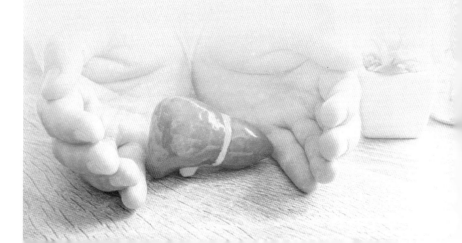

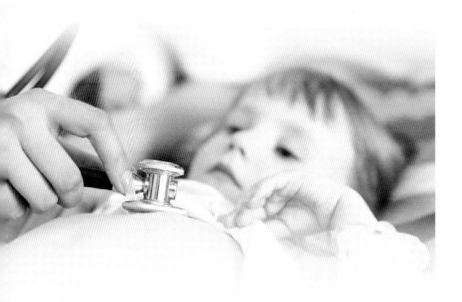

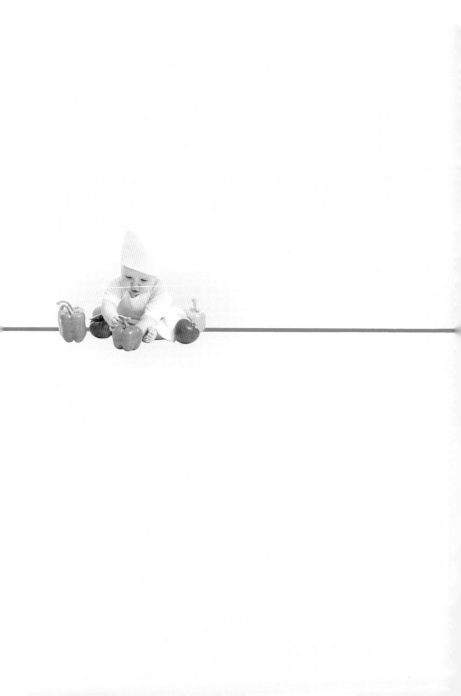

PART 1

家庭健康教育指导

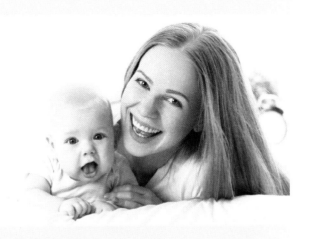

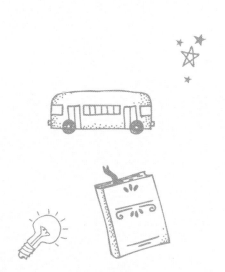

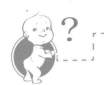

宝宝为什么爱流口水、
容易吐奶?

　　4个月以内的宝宝,只吃母乳或奶粉,这些食物对唾液腺刺激不大,所以宝宝的唾液(即口水)会很少。4个月以后,宝宝"口水"会明显增多,主要有以下3个原因:①大多家长开始给宝宝添加米粉等含淀粉的辅食,刺激了唾液腺的分泌;②宝宝长牙时,牙龈组织肿胀,也会刺激唾液腺分泌,此时的唾液有润滑、清洁的作用;③宝宝此时喜欢吸吮手指,也会刺激唾液腺的分泌,而宝宝吞咽功能不健全,不能及时吞咽唾液,所以感觉宝宝总会流"口水"。随着年龄的增长,宝宝口腔肌肉的协调能力和吞咽功能逐渐完善,会及时吞咽所分泌的唾液,就不会流"口水"了。

3 个月以内的婴儿,经常会出现吐奶现象,大多是生理性的,因为宝宝的胃呈水平位置,容量小,与食管连接的贲门括约肌力量较弱,如吸入奶量过多或吞入较多空气,奶水容易反流。只要观察到婴儿体重增加,精神状态正常,家长就不需要担心。但如果出现频繁呕吐、呕吐物带血或绿色胆汁、体重不增甚至下降、发热、精神萎靡、拒奶等现象就要及时找医师就诊。

(沈惠青)

宝宝什么样的大便是正常的?

正常大便主要物质是水分、食物残渣、以钙盐为主的矿物质以及肠道益生菌。婴幼儿在每个年龄段大便表现是不同的。

⚙ 新生儿:刚生下来的宝宝前 2~3 天排出的大便叫胎便,通常没有臭味、状态黏稠、墨绿色,主要由孩子在胎内吞咽的羊水和胎儿脱落的上皮细胞、毳毛、皮脂以及胆汁、肠道分泌物等组成,一般 3 天后大便逐渐变为黄色。

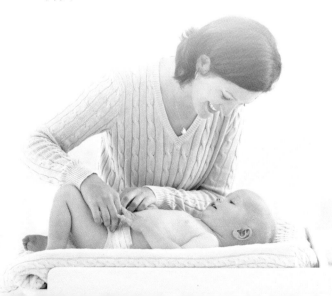

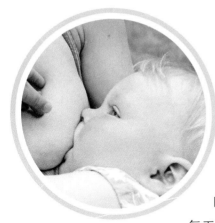

❀ **母乳喂养婴儿**:黄色膏状带少许颗粒,偶尔发绿,略有酸味。大便呈酸性,新生儿期大便次数较多,一天 2~5 次,随着月龄的增长,大便次数会逐渐减少,2~3 个月的孩子大便次数会减少到每天 1~2 次。

❀ **配方奶喂养婴儿**:大便较少,通常会干燥一些,颜色较浅,多为土黄或金黄色,略带一些臭味,大便呈中性或碱性,每天约 1~2 次。

❀ **添加辅食后**:随着辅食数量和种类的增多,宝宝大便开始接近成人,大便往往是棕色或深棕色,会比较臭。这个阶段宝宝大便内有时会掺杂一些未完全消化的青菜、水果屑等颗粒,这属于正常情况,无需担心。

（沈惠青）

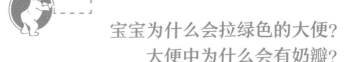

宝宝为什么会拉绿色的大便？
大便中为什么会有奶瓣？

　　粪便颜色与大便中所含胆汁的化学变化有关,小肠上部胆汁含有胆绿素,这段肠管内的大便因胆绿素的作用呈黄绿色,大便被推送到结肠后,胆绿素还原成胆红素,大便就会变浅呈黄色。造成大便发绿有以下几个原因:①大便呈酸性时,肠道内胆绿素就会增加,大便因此会发绿。

母乳喂养的宝
宝的大便偏
酸性,所以
宝宝排出
的大便经
常呈浅绿
色,而牛乳
喂养的小儿
大便偏碱性,所

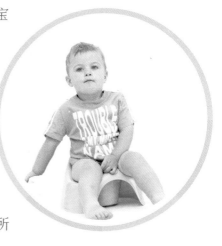

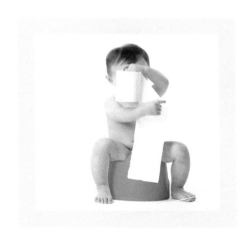

以大便呈浅黄色。②使用加强铁的配方奶粉喂养的宝宝,会因为铁离子的颜色造成大便发绿。③少数绿便为疾病所致,比如腹泻病时肠道蠕动很快,胆绿素来不及被还原成胆红素,大便也会呈现绿色,此时不仅大便呈绿色,而且便次也会增加,往往还含有黏液。所以宝宝大便发绿大多是生理性的,如果宝宝吃奶好,全身情况正常,家长就不需要担心。

宝宝的大便,经常会混杂一些白色的颗粒,俗称奶瓣,是牛奶中的酪蛋白与钙盐凝结而成的凝块,只要宝宝食欲与生长状况良好,不需要治疗。

(沈惠青)

从宝宝的大便能判断出其是否生病了吗?

大便次数增加或便秘可以反映出宝宝消化出现了问题,而大便性状变化同样提示宝宝胃肠道是否存在病变。

🌼 **大便灰白色**:如果大便的颜色是"白陶土样"的,有可能是因为胆道闭锁或胆汁淤积,导致胆黄素无法进入肠腔,因而大便呈白色。

🌼 **大便黑色或红色**:首先注意有无食物的干扰,比如进食动物肝脏、血制品、中药等,如果没有就应该考虑消化道出血。血便的表现形式多种多样,通常大便呈红色或黑褐色,或者带有血丝、血块、血黏膜等。需要及时到医院就诊。

🌼 **脂肪便**:粪便呈淡黄色,液状,量多,像油一样发亮,在尿布上或便盆中如油珠一样可以滑动。多由于脂肪消化不良所致。

🌼 **泡沫状便**:大便稀,大便中有大量泡

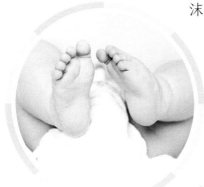

沫,带有明显酸味。是对食物中的糖类消化不良所致,减少或停止这些食物即可。

🌼 **臭便**:大便闻起来像臭鸡蛋一样。大多由于宝宝蛋白质摄入过量,或蛋白质消化不良所致。

🌼 **水样便或蛋花样**:粪便中水分增多,水与粪便分离,而且排便的次数和量有所增多。多见于秋季腹泻。

🌼 **果酱样便或血水样便**:多发生于孩子患有肠套叠的情况下,后者发生出血性肠炎的可能性大,孩子多伴有哭闹、腹胀及吐泻等情况。

🌼 **鸡蛋清样的黏液便,或伴有脓血便**:提示发生肠炎的可能。

🌼 **便秘**:大便次数减少,排便时小儿哭闹、费力,粪便干硬,甚至表面带血,这提示有便秘发生。多因孩子偏食和排便无规律引起。但先天性疾病如先天性巨结肠、甲状腺功能减退的宝宝也可出现便秘。

(沈惠青)

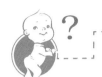

小婴儿为什么易患腹泻?

小婴儿生长发育比较快,身体需要的营养物质以及热量较多,而胃肠道发育不够成熟,分泌的消化酶又比较少,因此与成人相比其胃肠道负担是比较重的,腹泻发生率比较高。最常见的原因有以下几种:

❀ 喂养或添加辅食不当,比如进食量或种类过多、进食不规律、突然改变饮食结构、腹部受凉等都会造成婴儿腹泻。

❀ 全身以及胃肠道免疫功能不够成熟,一旦食物或食具被污染,而肠道自身免疫功能不能发挥作用时,就非常容易患肠炎从而出现腹泻。

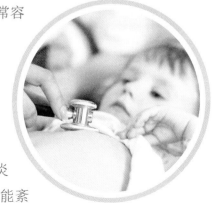

❀ 婴儿神经系统、内分泌系统,以及肝、肾等器官的发育均未成熟,在患有肠道外感染如上呼吸道感染、气管炎、肺炎等疾病时,也会因消化功能紊

乱而出现腹泻。

🌼 使用抗生素以及中药,容易引起肠道菌群紊乱或肠蠕动增快而造成腹泻。

🌼 近些年食物过敏造成的腹泻发病率也在增加,常见的过敏食物有牛奶、鸡蛋、鱼虾、坚果等。

(沈惠青)

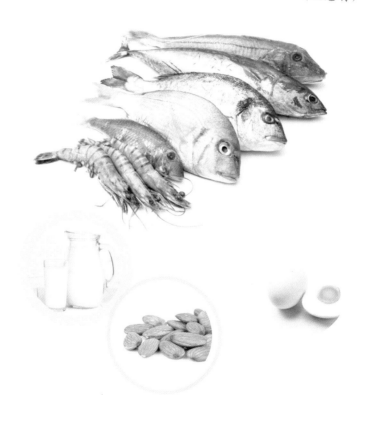

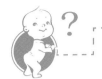

"轮状病毒肠炎"与"秋季腹泻" 是一回事吗?

在每年10、11、12月份有一个婴幼儿腹泻病的发病高峰,一般发病的都是6个月~2岁的婴幼儿,这些腹泻患儿的临床症状比较类似,一般表现为先发热、呕吐,随后出现腹泻,大便为水样或蛋花汤样,约有一半的孩子还会有呼吸道感染表现,比如咳嗽、流涕、不同程度发热等,如果没有并发症,一般1周左右可以自然痊愈,俗称"秋季腹泻"。其中有40%~60%是由轮状病毒引起的,但是也有一些是由其他病毒引起的,比如诺瓦克病毒、柯萨奇病毒、冠状病毒、星状病毒等,少数细菌性肠炎也可以引起类似表现,如致病性大肠埃希菌等。因此轮状病毒肠炎是秋季腹泻中最常见的一个类型,但与秋季腹泻不能画等号。

(沈惠青)

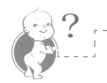

乳糖会引起腹泻吗？
乳糖不耐受是怎么回事？

乳糖是人乳中存在的唯一的双糖，也是牛奶等乳制品中存在的主要碳水化合物，是婴幼儿主要的能量来源，乳糖的消化吸收对人类正常的生长发育起着重要作用。乳糖进入人体后，在小肠乳糖酶的作用下分解成为葡萄糖和半乳糖。

乳糖不耐受是指由于小肠黏膜乳糖酶缺乏导致乳糖不能分解为葡萄糖和半乳糖，未被消化的乳糖随消化道下行进入结肠后，被细菌发酵生成短链脂肪酸和气体，增加肠内的渗透压，会出现肠鸣、腹痛、排气增多和渗透性腹泻等临床表现。存在这些临床表现时称为乳糖不耐受。

乳糖酶缺乏可分为三类：①先天性乳糖酶缺乏：是机体常染色体隐性基因所致，自出生

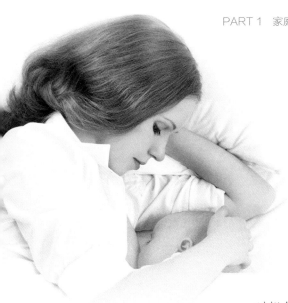

时机体乳糖酶活性即低下或缺乏,这一类型很少见;②继发性乳糖酶缺乏:是指各种原因致使小肠上皮损伤而导致暂时性乳糖酶活性低下,常见病因有感染性腹泻、免疫球蛋白缺乏症、营养不良等,多于机体疾病康复后恢复正常;③原发性乳糖酶缺乏:乳糖酶活性随年龄增长逐渐降低,无其他疾病影响时,是最常见的一种原因,在婴儿断乳后开始发生,我国儿童多于7~8岁时发病。

(郭红梅)

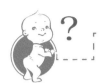

如何在家治疗腹泻病？

症状比较轻的腹泻病,家长可以在家进行治疗和护理,主要方法有以下几个方面:

🌼 **饮食方法**:详见本书问题"宝宝腹泻时应如何饮食?"解答。

🌼 **常用药物**:口服补液盐、益生菌、蒙脱石散等常用腹泻药物,家长可以自己使用,但要注意使用说明,比如口服补液盐要严格按药品说明书配制,大多数益生菌是不能与抗生素同时服用的。

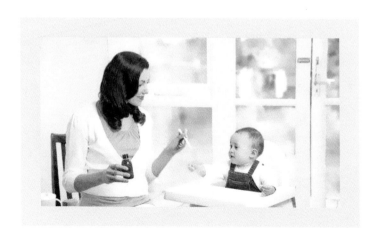

❀ **加强隔离与消毒：** 感染性腹泻病多有传染性，患儿需在家隔离。每天餐具要煮沸消毒，粪便要加消毒液消毒后再倒入厕所，生活用品要单独使用。

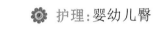

❀ **护理：** 婴幼儿臀部皮肤嫩弱，腹泻时肛门周围皮肤容易出现充血甚至糜烂，每次便后都要用温水清洗，并涂上植物油，尽量不使用纸尿裤，保证皮肤局部干燥透气。

出现以下情况应及时就医：精神萎靡，嗜睡不容易叫醒；阵发性剧烈哭闹，腹胀；呕吐物有黄绿色胆汁，大便有血；尿少、无泪。

（沈惠青）

宝宝大便呈柏油样是怎么回事?

宝宝大便呈柏油样,多为上消化道出血所致。如果上消化道出血速度较慢,在肠内停留时间较长,因红细胞破坏后,血红蛋白在肠道内与硫化物结合形成硫化亚铁,故粪便呈黑色。又由于硫化亚铁刺激肠黏膜分泌较多的黏液,而使粪便黑而发亮,故称为柏油样便,多见于胃及十二指肠溃疡、慢性糜烂性胃炎所致

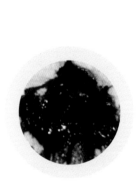

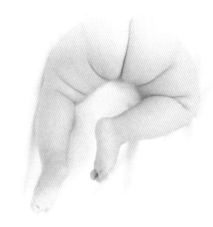

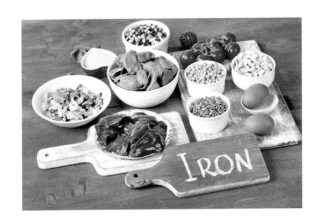

的出血。若上消化道出血量较多，在肠内停留时间较短，则排出的血液呈暗红色；如果出血量特别大，而且很快排出时也可呈鲜红色。另外，正常人进食动物血、猪肝等含铁多的食物也可使粪便呈黑色，而服用铋剂、炭粉以及某些中药等也会使粪便变黑，但一般为灰黑色，无光泽，查隐血试验阴性可帮助鉴别。

（徐樑巍）

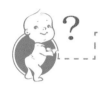

哪些原因会造成宝宝便秘？

婴儿出现了便秘,首先要查找原因。对于母乳喂养的婴儿,因为每次喂奶的量不清楚,所以先要考虑是否因母乳不足而引起便秘。可以通过观察体重的增加情况来简单判定:如果之前每5天增加150g,现在只增加100g,就可以考虑为母乳不足。但是,有的婴儿即使母乳很足,不知什么原因也会常常出现便秘。这时可以多观察,如宝宝排便顺畅,不影响生长

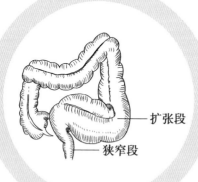

扩张段

狭窄段

先天性巨结肠

发育,就不用处理。
人工喂养儿较
易发生便秘,
喂牛乳者更
多见。这与
牛乳中含有
大量酪蛋白,
不易消化吸收等
因素有关。此外,发生
食物过敏、先天性巨结肠、肛门直肠疾
病、甲状腺功能不全等情况时均可有
便秘症状。

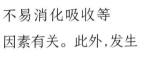

（徐樨巍）

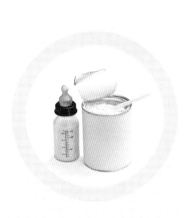

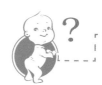

宝宝大便里有血是怎么回事？

　　肛门排出的大便中带血或全为血便,无论颜色是鲜红的、暗红的还是柏油样的,都称为便血。粪便的颜色取决于消化道出血位置的高低、出血量的多少及在肠道停留的时间,一般上消化道出血多为黑便,下消化道出血多为鲜红色或暗红色。宝宝大便带血应注意以下问题:

　　❀ 是不是消化道出血:宝宝便血了,家长可回忆一下是否有口腔、鼻咽等部位的出血;对于吃奶的宝宝回忆一下妈妈乳头有无皲裂,最近是否服用含铁丰富的食物或药物。便血是否和某些食物有关(如牛奶)。

　　❀ 不同年龄的宝宝便血原因不一:新生儿便血大

多由于咽下母亲产道或皲裂乳头的血或由于患有新生儿维生素 K_1 缺乏、出血性坏死性小肠炎、消化道畸形等疾病;牛奶蛋白过敏常出现在哺乳期宝宝;婴儿和幼儿便血多见于肠套叠、梅克尔憩室、肠息肉、脱肛、肛裂等疾病中;学龄前期和学龄期儿童便血要考虑食管静脉曲张、溃疡病、肠息肉、肛裂、过敏性紫癜等疾病。

🌼 宝宝便血时的表现:少量便血且呈鲜红色,鲜血附在大便的表面,多是直肠、乙状结肠或降结肠疾病出血;肠道炎症时便血出血量不是很

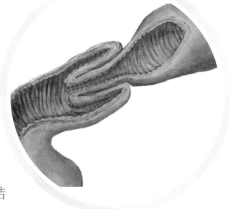

肠套叠

多,粪便为脓血便,间断性排便,可伴有发热、腹痛及呕吐等症状。过敏性肠炎多会有皮肤湿疹。如果解大便时小儿无哭闹要考虑直肠息肉,如果小儿哭闹厉害要考虑肛裂,也见于肠套叠等。

（刘志峰）

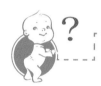

宝宝满月了黄疸还没退
需要去医院就诊吗?

新生儿出生后由于肝脏功能尚未发育成熟、处理胆红素的能力有限,而红细胞破坏增多、分解产生出较多的未结合胆红素,所以大部分新生儿在出生后2~3天会出现黄疸,4~6天达到高峰,足月儿10~14天消退,早产儿2~3周后消退。

部分母乳喂养的宝宝可能会出现黄疸消退延迟至

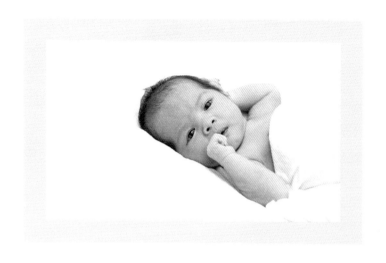

满月以后的情况,但大部分母乳性黄疸一般程度较轻、大小便外观正常。如果小儿除黄疸外一般情况良好,食欲佳,无其他异常情况,一般无需特殊处理,个别程度较重的可到医院检查,根据医师建议选择光疗、药物或暂停母乳等处理。

　　如患儿满月后黄疸进行性加重或出现黄疸退而复现的情况,出现皮肤甚至巩膜黄染、大便颜色浅、小便颜色深或同时伴有食量减少、精神萎靡、腹部膨隆等情况就要及时到医院检查以排除病理性黄疸可能。

(林谦)

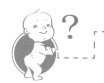

溢奶和呕吐是一回事吗？

两者有比较大的区别。溢奶又叫作吐奶，是新生宝宝比较常见的一种正常生理现象，一般表现为喂奶后非喷射性地从口边流出少量奶汁，多发生于吃奶后大约10分钟左右或平放于床上后。每天可溢奶一次或多次，溢奶后通常一切恢复正常，仍可以吃奶，不伴有哭闹及其他症状，精神也良好。对小儿发育没有大的影响。一般不需要治疗，随着婴儿成长，溢奶逐渐减少，约在6~12个月时基本可消失。如果宝宝满1岁以后，反流症状还没有消退，那么应该带宝宝去看儿科医师。持续的反流会导致宝宝体重减轻、脱水和其他健康问题，一般可以通过口服药物的方法改善症状。

　　病理性呕吐多呈喷射性,呕吐物量较多,多为胃内容物甚至含有胆汁,呕吐次数频繁,与吃奶关系不大,可出现脱水和电解质紊乱。呕吐多伴随着其他症状,如发热、腹泻、腹胀和腹痛等。小儿内科性疾病所致的呕吐常常发病症状明显,可以是消化系统疾病如梗阻和胃肠炎导致,也有中枢神经系统疾病以及遗传代谢病的可能,通过调整饮食方法及改变体位是无效的,应尽快去医院就诊,查明病因,积极治疗。

（丁召路）

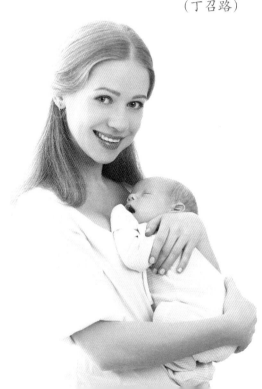

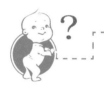

引起宝宝呕吐的
主要原因有哪些?

呕吐的常见原因有:

✿ **消化系统疾病:**包括急性胃肠炎、幽门肥厚狭窄、肠梗阻等。

✿ **中枢神经系统感染:**可出现呕吐,为颅内压增高导致,同时会伴有发热、烦躁、哭闹、萎靡不振,甚至抽搐,小于 6 个月的宝宝可以摸到前囟门隆起。出现此类情况时,应该迅速到就近医院就诊。

✿ **内分泌和遗传代谢性疾病:**如甲状腺功能减退、氨基酸代谢紊乱、肾小管酸中毒等。医师会根据孩子的具体情况进行筛查。

(丁召路)

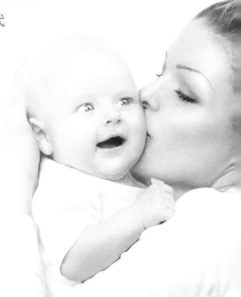

宝宝老打嗝是怎么回事？

打嗝和嗳气有所区别，嗳气是胃内的气体向上冲出咽喉而发出的声响，是消化道疾病常见的症状之一，常见于反流性食管炎、慢性胃炎、消化性溃疡和功能性消化不良。打嗝又叫作呃逆，是婴儿期一种常见的症 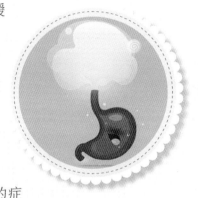 状，是因为膈肌痉挛，横膈膜连续收缩所致。膈肌运动是受自主神经控制的，孩子出生后一两个月时，由于调节横膈膜的自主神经发育尚不完善，当孩子受到轻微刺激，比如吸入冷空气、饱餐或者吃奶太快，膈肌会受到刺激收缩，引起"嗝嗝"声。打嗝本身对孩子的健康并无任何不良影响，不必担心，有时孩子打嗝的时间可持续5~10分钟，通常在家观察即可，一般几个月后，打嗝现象可以自行缓解。

（丁召路）

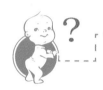

宝宝腹胀是肚子里有气吗？
有哪些原因可引起腹胀？

一般来说，小宝宝的肚子很大，看起来圆鼓鼓的，那是因为孩子的腹壁肌肉尚未发育成熟，却要容纳和成人同样多的内脏器官而导致的。在腹肌没有足够力量承担的情况下，腹部会因此显得比较凸出。

医学上讲的腹胀即腹部膨胀，可由于肠腔、腹腔内积气、积液，腹内巨大肿物以及腹肌无力引起，小儿腹胀以胀气最为多见。

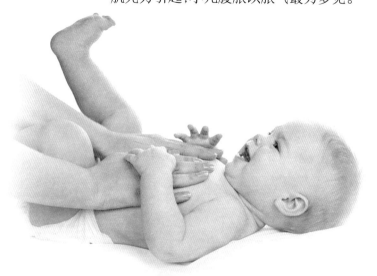

腹胀的原因可见于：

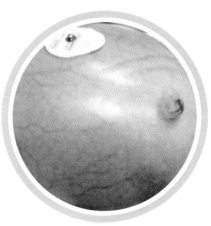

病理性腹胀

🔅 宝宝吸吮过于急促而吞入大量的空气，尤其是当宝宝饿得太久才吃奶的时候。

🔅 奶嘴孔大小不适当，造成空气通过奶嘴的缝隙而进入宝宝体内。

🔅 宝宝过度哭闹。

🔅 吸入奶水或其他食物，在消化道内通过肠内菌和其他消化酶作用而发酵，产生大量的气体。

🔅 宝宝生病了，如患有呼吸道感染、肠炎、肠梗阻、腹膜炎等疾病，容易导致胃肠蠕动和消化吸收功能变差，甚至引起胃肠功能障碍，进而产生腹胀。患有肝硬化、充血性心力衰竭、门脉高压等疾病，除了胀气外，多由于腹腔积液即腹水导致腹胀。这时，腹胀常常伴随其他方面的症状表现，如合并呕吐、肚子痛、发热、解血便、腹部肿块等。如果出现类似情况，应及时带宝宝到医院检查。

（徐樨巍）

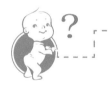

宝宝晚上常常哭闹会是"肠绞痛"吗?

肠绞痛往往发生在夜间,多见于3个月以内易激动、兴奋、烦躁不安的婴儿。以下因素容易诱发肠绞痛:婴儿吃奶时吞入大量空气、哭闹时亦吸入较多空气,形成气泡在肠内移动致腹痛;喂奶过饱使胃过度扩张引起不适;牛奶过敏、乳糖不耐受等。

当婴儿肠绞痛发作时,应将婴儿竖抱头伏于肩头,轻拍背部排出过多的空气,并用手轻轻按摩婴儿腹部,亦可用布包着热水袋放至婴儿腹部使肠痉挛缓解,如果婴儿腹胀得厉害,可用开塞露或肥皂头进行通便排气,并密切观察婴儿,如有发热、脸色苍白、反复呕吐、便血等情况则应立即到医院检查,不可耽搁诊治时间。

但是,不是说所有的哭闹都是肠绞痛,还应该和其他一些疾病相鉴别,首先要除外器质性疾病,尤其本病容易和外科急腹症相混淆,应注意

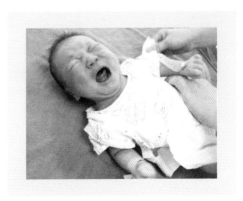

鉴别。常见的外科急腹症可肠梗阻、阑尾炎、肠套叠,以及较少见的肠扭转、肠穿孔、胰腺炎、嵌顿疝、先天性肠旋转不良、胆道痉挛、胆管炎、肾结石、小型胆总管囊肿腹痛及回肠远端憩室腹痛等,均应做必要的检查认真鉴别。除此之外,还有一些原因可以引起宝宝夜间哭闹,比如孩子的尿布湿了、包裹得太紧、饥饿、口渴、室内温度不合适、被褥太厚等,都会使宝宝感觉不舒服而哭闹。

(刘志峰)

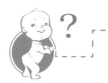

宝宝经常说肚子痛
是有"虫子"吗?

不少家长一看到孩子脐周疼痛,第一反应就是肠道有寄生虫。但其实,小儿脐周痛,除了肠道有虫外,也可能是发生了肠痉挛、肠系膜淋巴结炎或急性阑尾炎等。

与细菌、病毒一样,寄生虫也是小儿感染性疾病的一种常见病原。随着我国卫生状况的改善,人们饮食习惯和生活爱好等发生变化,引起小儿寄生虫疾病的病原谱也发生了显著的变化。由于化肥替代了农家肥,切断了传播途径,在城市中基本上已没有蛔虫病,但蛲虫病在城乡仍然可见。不洁肉食和海鲜食品携带的寄生虫,如华支睾吸虫、旋毛虫、囊尾蚴、弓形虫和管圆线虫等引起的疾病,在儿科屡见报道。现在,由于饲养宠物的时尚,狗、猫带有的弓形虫、弓首线虫、华支睾吸虫等,可传播给人而引起疾病。

　　小儿肚子痛时不能服用驱虫药物,部分家长一见到小儿肚子痛,便认定是小孩肚子里的虫子在作怪,立即拿驱虫药来给小孩吃,此种做法十分危险。小儿肚子痛不一定都是由肠子里的寄生虫引起,即便确实是由肠道寄生虫引起,也不可服用驱虫药,因为驱虫药物能激发虫体游动、乱蹿或扭结成团,会加重腹痛,甚至有的患儿会引起胆道蛔虫或肠梗阻,让病情变得更加严重与复杂。

(刘志峰)

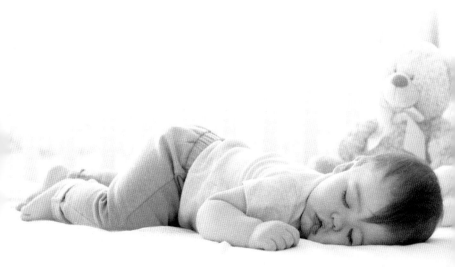

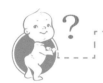

肠系膜淋巴结炎是怎么回事？
会引起宝宝腹痛吗？

急性肠系膜淋巴结炎为小儿腹痛的常见病因之一，临床上易与急性阑尾炎相混淆，多见于7岁以下的小儿，多属病毒感染，好发于冬春季节，常在急性上呼吸道感染病程中并发或继发于肠道炎症之后，典型症状为发热、腹痛、呕吐，有时伴腹泻或便秘。

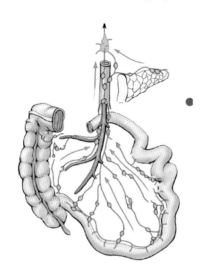

上呼吸道感染或肠道感染后，病毒、细菌及其毒素沿血液循环到达该区淋巴结，引起肠系膜淋巴结炎。病毒感染者起病后白细胞可正常或轻度增高，病理表现为肠系膜淋巴结增生、水肿、充血，但培养为阴性。

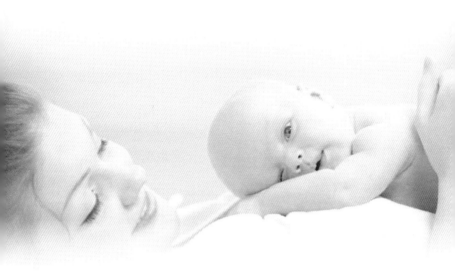

大、小便常规均正常。超声检查不仅可见肠系膜淋巴结多发肿大,大小不等多位于右下腹,还可鉴别急性阑尾炎、盆腔炎、卵巢疾病。

若已确诊,可保守治疗,一般经静脉输液及抗生素治疗后腹痛即可明显好转,逐渐恢复,无需手术治疗。但若经上述治疗症状仍不见好转,或难与急性阑尾炎鉴别时,宜手术探查。

(刘志峰)

喝牛奶也会过敏吗?
引起过敏的常见食物都有哪些?

牛奶蛋白作为大分子的异性蛋白是过敏原,通常进入胃肠道后被各种消化酶分解成氨基酸后再被吸收,但有时蛋白质未被完全分解即被吸收而进入血液,这样的未被完全分解的蛋白质即被人体认为是过敏原,可诱发过敏症状发生。

对牛奶过敏的人以婴儿为多,婴儿对牛奶蛋白过敏的发生率,在父母均无过敏史时为 2%,父母一方有过敏史时可达 20%,父母双方都有时可达 43%,当父母双方有同样过敏症状时则高达 72%。牛奶蛋白过敏的症状会随着年龄的增长逐渐缓解,到 1~2 岁时,过敏症状可能会消失或减轻。约有 1/3 的患儿牛奶过敏会一直持续至童年期。成人中只有 0.1%~1% 的人对牛奶过敏或长期过敏。

牛奶过敏会增加对其他食物过敏的概率。牛奶中所含的过敏原还可能引起交叉性过敏反应,就是对牛奶过敏的人对另一种食物也会过敏,这是因为这两种食物含有相同的致敏原,从而导致了不同的食物会发生相同的食物过敏反应,比如对牛奶过敏的人可能对羊奶、动物皮、肉与蛋类也过敏。引起过敏的食物范围很广,85% 以上的儿童食物过敏与牛奶、鸡蛋、花生、大豆、麦、鱼有关。每种食物可能包含几种独特的变应原。牛奶中的主要变应原为酪蛋白、α 乳球蛋白、β 乳球蛋白。

（郭红梅）

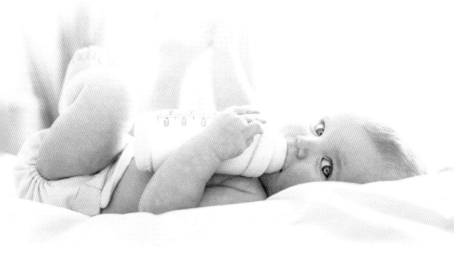

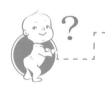

牛奶蛋白过敏的宝宝
不能喝奶吗?

如果母乳喂养的宝宝发生牛奶蛋白过敏,应继续母乳喂养,母亲需回避牛奶及其制品至少 2 周。如果宝宝患有特应性皮炎或过敏性结肠炎则应该回避持续 4 周。

在膳食回避期间,母亲需要其他途径补充钙剂(1 000mg/d,分几次服用)。若母亲回避牛奶及其制品后宝宝症状明显改善,母亲可逐渐加入牛奶,如症状未

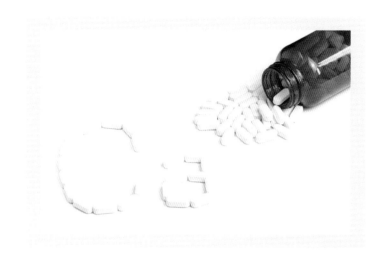

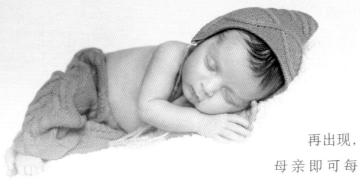

再出现，母亲即可每周重新恢复一种已回避的食物，如果重新恢复特定食物后，宝宝的临床症状不再出现，母亲即可停止这种特定食物的回避；如症状再现，则母亲在哺乳期间均应进行饮食回避，并在断离人乳后给予深度水解配方或氨基酸配方替代。母亲饮食回避无效时，可考虑直接采用深度水解蛋白配方或氨基酸配方替代。

如果配方奶喂养的宝宝小于 2 岁发生牛奶蛋白过敏，则应完全回避含牛奶蛋白成分的食物及配方奶，以低过敏原性配方替代，2 岁以上的宝宝由于食物来源丰富，可以满足营养需求，可采用无奶饮食。

（郭红梅）

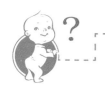

低龄儿童也会得胃炎吗？
胃炎有哪些症状？

很多家长反映孩子经常会抱着肚子喊疼，位置多是胃部，难道孩子也会得胃病吗？很多人认为只有成人才会得胃炎，其实胃炎甚至是消化性溃疡也会发生在宝宝身上。小儿胃炎并不少见，可发生于小儿时期的任何年龄，但以学龄儿童发病率最高。

根据发病时间的长短，胃炎分为急性胃炎和慢性胃炎两类。

急性胃炎起病一般都比较急，表现为没有食欲、上腹部疼痛、恶心及呕吐，呕吐物可带血呈咖啡样，也可发生较多出血，表现为呕血及黑便，甚至是首发症状。感染引起者常伴发热等症状。

慢性胃炎常表现为反复发作、无规律的腹部疼痛，可出现于进食过程中或餐后，疼痛部位以腹部的上面及肚脐周围为主，可伴有厌食、恶

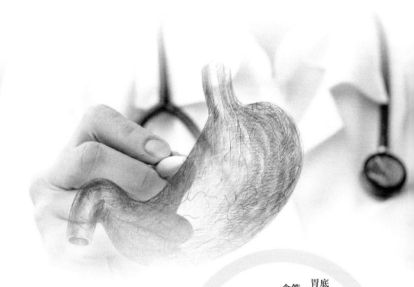

心、呕吐、腹胀、反酸、
打嗝等症状,胃黏膜糜
烂者可伴有呕血、黑
便。病程较长的可有
贫血、消瘦等表现。

　　总之,胃炎的临床表
现缺乏特异性,也就是说单凭
临床症状不能确诊,必须配合必要的辅助检查如胃镜检
查等才能明确诊断。

（徐樨巍）

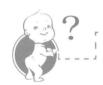

儿童消化性溃疡有哪些症状?

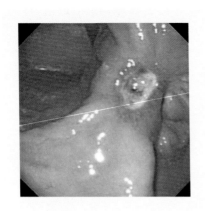

消化性溃疡与幽门螺杆菌感染关系密切,临床上并没有特别的表现,主要的症状为腹痛、恶心、呕吐、反酸、嗳气等,与胃炎不容易区分。其中腹痛是最常见的症状,多位于脐周及上腹部,新生儿和婴幼儿症状多不典型,表现为烦躁不安、哭闹。溃疡除了导致儿童痛苦不适之外,还会引起并发症,包括上消化道出血、消化道穿孔或者幽门梗阻。年龄越小,诊断就比较困难,并发症越多,甚至可以为首发症状。如果宝宝腹痛时间长,影响进食、学习或者睡眠,甚至影响生长发育,就应该及时就诊。诊断主要靠电子胃镜检查,目前有经验的超声科医师也可协助诊断。

(丁召路)

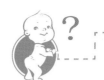

暴饮暴食会引起胰腺炎吗?

暴饮暴食会引起胰腺炎。那么暴饮暴食是怎样引起胰腺炎的呢?

胰腺是人体一个重要的分泌器官,有内分泌功能和外分泌功能。内分泌是胰岛素的分泌,而外分泌就是胰液的分泌。胰液经胰导管流入十二指肠,而胰导管重要的特点是与胆总管共同开口于十二指肠。当食物到达小肠内的时候,胰液与小肠液共同参加食物的消化与吸收。胰液含有丰富的酶。胰淀粉酶能将淀粉分解为葡萄糖,胰脂肪酶可将脂肪分解为甘油和脂肪酸,胰蛋白酶不具有活性,只有当胰液进入十二指肠后在肠激酶的作用下才可转变为有活性的胰蛋白

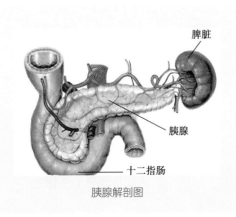

胰腺解剖图

酶使蛋白分解为多肽氨基酸。胰液受某些因素影响急剧增加,就会造成胰腺疾病。

食入大量的高蛋白、高脂肪食物就会引起胰酶素的大量分泌而促使胰液大量分泌。与此同时,胰腺胰管如伴有排泄障碍,胰液在胰管内反流或阻塞,造成管内压力增高,胰液外溢,而胰液又含有丰富的消化酶,消化酶在胰腺自身内活化而产生自溶,就会引起胰腺炎。

(何祖蕙)

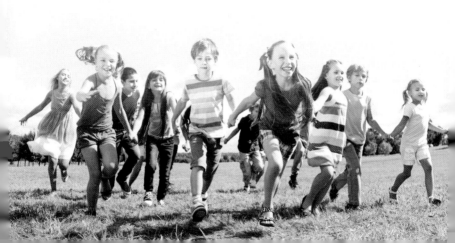

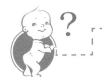

胰腺炎的家庭治疗有哪些?

胰腺炎急性发作期应到医院就诊,病情缓解之后可以回家进行一些家庭护理。要注意休息,放松心情,避免疲劳,饮食要定时定量,有一定的规律性。需要控制食用高蛋白、高脂肪食物,宜清淡饮食,均衡营养,避免暴饮暴食。暴饮暴食会给胆囊、胰腺带来很大的负担。

胰腺炎患儿应做到每天4~5餐,甚至6餐,因为这样多次而少量的进食,就会减少对胰脏的刺激,使炎症趋于稳定。

此外,可以在医师指导下,给患儿服用一些消化酶和抑制胃酸的药物。一旦发现病情反复,需再次到医院治疗。

(何祖蕙)

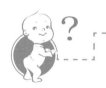

得了炎症性肠病如何在家进行营养供给？

炎症性肠病是一种慢性、易复发的肠道疾病,科学的营养支持有助于缓解病情、减少复发、保障发育、提高生活质量,是发育中儿童的重要治疗方式之一。在病情缓解期,可以在家中进行营养治疗,如果患儿可以经口摄入营养,应给予高热量、高蛋白、低脂低渣、富含多种维生素和微量元素的饮食,同时补充要素饮食、高热卡蛋白或水解蛋白营养制剂。如果患儿需要通过营养管来摄入营养,如通过鼻空肠营养管、鼻胃

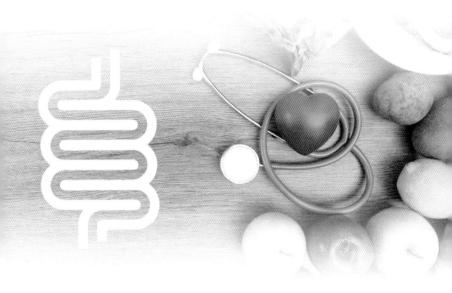

管、胃肠造瘘置管来接受营养制剂,可以在医院放置好营养管后回家进行营养治疗。

　　家庭护理人员必须要接受相应的培训并掌握以下知识:营养制剂的配制和清洁要求,家庭营养制剂的制作,营养管的维护,造瘘口的护理,营养制剂给入时的量、速度、温度的控制,不良事件的及时发现和报告,定期监测营养指标等。

(李玫)

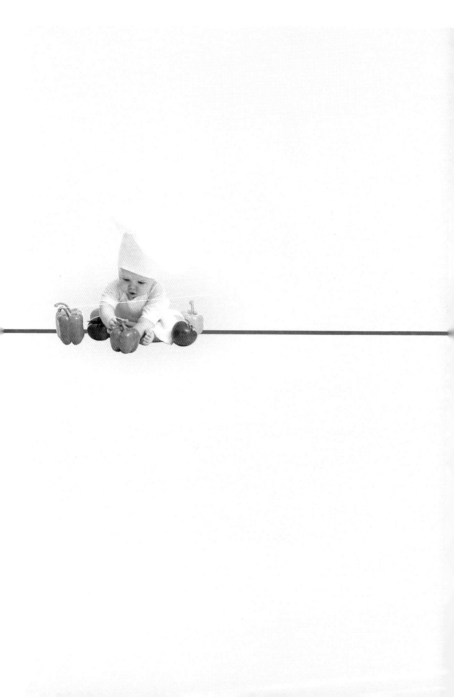

PART 2

门诊健康教育指导

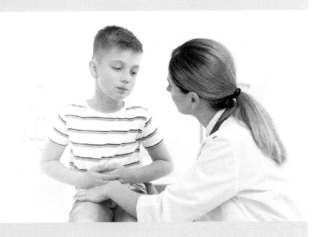

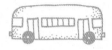

孩子出现了呕吐及腹泻，从哪些表现能看出脱水了？

孩子呕吐、腹泻时会导致大量体液丢失，加上此时进食困难，入量不能维持正常生理需求，造成体内液体减少，即脱水。脱水是腹泻病最常见的并发症，严重时可危及生命。

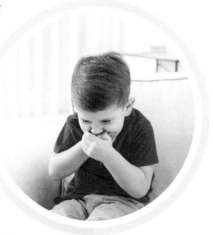

轻度脱水时孩子会感觉口渴，频繁地要水喝，尿量减少，尿色深黄甚至呈琥珀色，哭闹时眼泪少，口腔唾液也减少。

如果此时没有及时补充液体，脱水就会进一步发展，表现为孩子哭闹时没有眼泪、眼窝及前囟凹陷、舌面以及嘴唇干燥，皮肤干燥无汗且弹性降低，4~6 小时不排尿。

一旦出现以下危及生命的情况说明脱水非常严重，需要马上到医院就诊：孩子持续发热不退、虚弱乏力、嗜睡不易叫醒、精神烦躁甚至出现惊厥、心率增快或减慢、手脚发凉、持续 12 小时无尿、皮肤发花等。

（沈惠青）

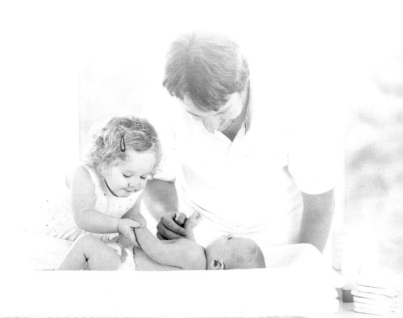

宝宝腹泻了怎么办?

宝宝腹泻家长不要慌张,大多数情况下的腹泻病在家护理治疗是完全可以的,但家长需要做以下工作:

❀ 回忆发病前有无辅食添加不当的病史? 是否同时伴有其他部位感染如上呼吸道感染、气管炎甚至肺炎? 是否使用药物? 这些原因造成的腹泻大多在诱因去除后可以自愈。长期反复腹泻还要注意是否与特定食物相关,如果存在应该考虑为食物过敏。

❀ 观察大便形状以及大便的量,记录 24 小时内大便的次数、是水样便还是黏液便、有无便血等。建议用手机将大便拍摄下来,以便就诊时提供给医师。

✿ 腹泻前 1~2 天内孩子有无进食不洁食物,有无发热、是否伴有腹痛、呕吐以及精神状态。

✿ 记录腹泻后孩子的尿量以及排尿时间,尿色如何,观察有无口唇干燥、前囟和眼窝凹陷、哭闹无泪等脱水表现。

✿ 可以继续进食,但要减少高蛋白、高脂、高糖物质摄入,特别要注意预防脱水,可以自备口服补液盐,没有条件的可以使用大米汤加盐来补充丢失的体液。

(沈惠青)

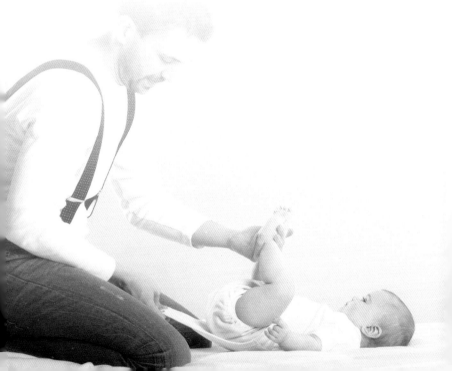

如何正确使用口服补液盐?

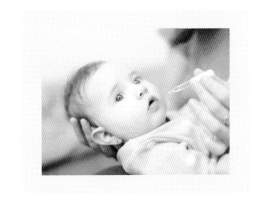

　　口服补液盐是一种糖盐溶液,英文简称为ORS,是世界卫生组织推荐的配方,广泛用于急性腹泻患儿的治疗。自从20世纪70年代世界卫生组织采用ORS作为治疗腹泻的基本措施以来,急性腹泻患儿的死亡率明显下降,让大多数腹泻患儿不需要在医院接受静脉输液治疗。

　　ORS配方历经几代变化,目前多数医院使用的是第三代口服补液盐,配方是:氯化钠2.6g/L,葡萄糖13.5g/L,氯化钾1.5g/L,枸橼酸钠2.9g/L,渗透压为245mOsm/L,使用更安全。

　　使用方法:①如果孩子已经有脱水表现,按宝宝的每千克体重给予 20~40ml 液体,尽量在 4 小时内让

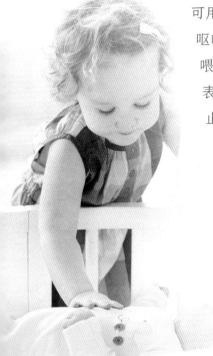

孩子喝进去(超过 4 小时还不能完成者建议到医院就诊)。此后需要家长对孩子每次呕吐、腹泻的量做一个大致判断,丢失多少液体就补充多少补液盐,随时口服。②如果孩子还没有出现脱水表现,直接按"丢多少补多少"进行即可。具体操作时注意以下几点:①2 岁以下的宝宝可每隔 1~2 分钟便喂上 1 小勺(约 10ml),大一点的宝宝则可用小杯子喝;②如果宝宝出现呕吐,可以待 10 分钟后再重复喂;③如果宝宝出现眼睑水肿,表明补液有些过量,应暂时停止口服补液。

(沈惠青)

益生菌作为腹泻的辅助治疗药物
应该怎样给宝宝服用?

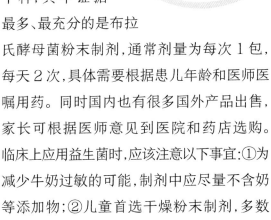

益生菌对于急性腹泻病疗效肯定,已经列入国际指南规范,我国已经上市的益生菌有数十种,其中证据最多、最充分的是布拉氏酵母菌粉末制剂,通常剂量为每次 1 包,每天 2 次,具体需要根据患儿年龄和医师医嘱用药。同时国内也有很多国外产品出售,家长可根据医师意见到医院和药店选购。临床上应用益生菌时,应该注意以下事宜:①为减少牛奶过敏的可能,制剂中应尽量不含奶等添加物;②儿童首选干燥粉末制剂,多数需要冰箱保鲜保存,每次至少一个包装剂量,已经拆开的包装,因为已经接触空气,应该丢弃不用;③化药用的水应选择温开水,温度不能超过38℃;④拆开包装后应尽快服用,减少药物在空气中的暴露时间;⑤除布拉氏酵母菌之外,其他益生菌制剂使用时与抗生素等药物间隔应至少为2小时。

(丁召路)

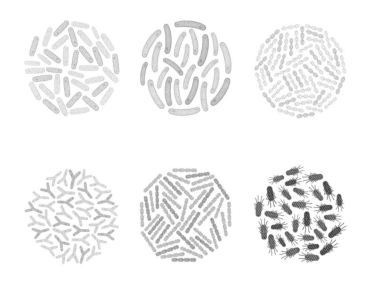

宝宝得了轮状病毒肠炎
需要用抗生素吗？

　　轮状病毒肠炎是由于轮状病毒感染引起的一种肠道感染,病毒侵犯小肠上皮微绒毛,造成双糖吸收不良,肠腔内高渗,从而出现渗透性腹泻。而小肠绒毛是可以自行修复的,所以这个疾病属于自限性疾病,也就是说经过一定时间(一般 5~7 天),小肠绒毛修复后,腹泻病也就痊愈了。使用抗生素不但对病毒感染无作用,而且会破坏肠道菌群平衡,造成腹泻加重。所以单纯轮状病毒肠炎是不需要使用抗生素的。

　　轮状病毒可以侵犯呼吸道,有一部分孩子会出现气管炎甚至肺炎,此时呼吸道容易合并细菌感染,所以如果病程超过 7 天,患儿呼吸道症状仍持续存在甚至加重、体温平稳后再次发热、伴有血白细胞升高明显者可以适当使用抗生素。

（沈惠青）

宝宝腹泻时应如何饮食?

传统的腹泻治疗方法,主张让患儿禁食一段时间。然而这样有碍于身体的营养补充,容易发生营养不良。

母乳喂养的宝宝鼓励继续母乳喂养,但是妈妈需要回避含有鱼虾、鸡蛋、坚果、大豆制品等食物,避免饮食过于油腻。

配方奶喂养的宝宝建议改用免乳糖奶粉喂养,也可以继续使用原来的配方粉,建议加服乳糖酶,以避免腹泻病继发乳糖不耐受,加重腹泻病情。

已经添加辅食的宝宝适合选用容易消化而且含水多的食物,比如米粥、面片汤、蔬菜等,减少鱼虾、鸡蛋、豆浆、豆制品、肉类等高脂、高蛋白的食物。此时切忌给孩子增加新的辅食品种。

呕吐严重时要注意少食多餐,每天液体量一定要给足,但不能要求患儿食量及饮食品种与平时一样,补钙、补铁等营养药物要暂时停用。

(沈惠青)

腹泻病治疗的常见误区有哪些?

⚙ 误区一:滥用静脉补液

小儿腹泻首要的治疗是预防和治疗脱水,静脉补液带来的风险很大,世界卫生组织推荐的用药原则是能口服不肌内注射,能肌内注射不静脉补液,因为口服用药更安全,可选择使用安全有效的口服药物进行补液。

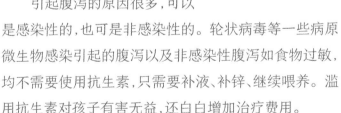

⚙ 误区二:滥用抗生素

引起腹泻的原因很多,可以是感染性的,也可是非感染性的。轮状病毒等一些病原微生物感染引起的腹泻以及非感染性腹泻如食物过敏,均不需要使用抗生素,只需要补液、补锌、继续喂养。滥用抗生素对孩子有害无益,还白白增加治疗费用。

⚙ 误区三:滥用止泻药

在有些情况下,使用止泻药物会使细菌毒素在体内滞留,带来风险;是否使用止泻药物不能一概而论,应该听从医师的判断。

⚙ **误区四:禁食**

以往对于患儿腹泻,为了让胃肠道得以休息,比较强调限制饮食,或干脆禁食。近年来,专家们认为禁食有害无益;特别是在腹泻大量丢失水分的情况下,会加重脱水和酸中毒,同时进食太少,孩子处于饥饿状态,会增加肠壁消化液的分泌,加重腹泻。

(徐樨巍)

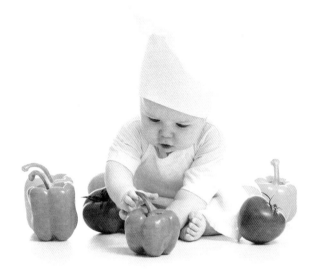

怎样能够预防轮状病毒肠炎?

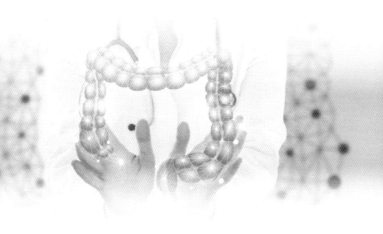

　　轮状病毒肠炎是由轮状病毒所致的急性消化道传染病。病原体主要通过消化道传播。主要临床表现为急性发热、呕吐及腹泻。病程大多较短。是急性腹泻最常见的原因之一,可发生流行。主要发生在婴幼儿,发病高峰在秋季,大部分(40%~60%)婴儿"秋季腹泻"是由轮状病毒引起的。大多症状较轻,少数婴儿有严重表现甚至致死。主要临床症状为大便呈蛋花汤样或水样,大便每天多达 10~20 次,多伴呕吐,部分患儿有轻至中

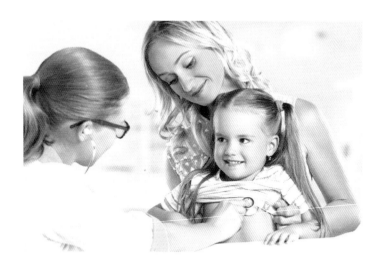

度脱水,或伴电解质紊乱。病程一般为 5~7 天,多可自愈,只有少数患儿需要住院治疗。预防轮状病毒性肠炎,目前已有 2 种疫苗广泛用于临床。母乳中存在特异性轮状病毒 IgA,故提倡母乳喂养。另外需做到不喝生水,饮用水煮沸后饮用,可杀灭致病微生物。吃剩下的食物要及时放到冰箱里,并且储存时间不要过长,食用前要先加热。家长注意手部消毒,勤洗手是最重要的措施,可大大减少污染的机会。做好室内的卫生,清除垃圾。需要注意和预防的还有很多,如果发现有上吐下泻等症状,要立刻到医院就诊,以便早诊断、早治疗。

(丁召路)

怎样判断宝宝是否出现了便秘?

宝宝大便次数减少,如由原来的每天排便1~2次变成3天1次,甚至1周1次,且粪便坚硬,以至于引起排便费劲,有时甚至疼痛、哭闹,这就属于便秘了。儿童便秘患病率约3%~8%,根据病因分为器质性便秘(患了某些疾病如肛门直肠畸形、先天性巨结肠、脊髓损伤等引起的便秘)和功能性便秘(与肠道动力差、输送食物时间长或者肛门括约肌收缩的能力差有关),其中90%为功能性便秘,仅小部分是由于器质性疾病导致。

(徐樨巍)

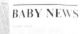

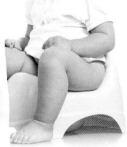

宝宝便秘时间较长是否需要做进一步检查?

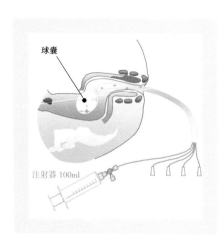

如果宝宝便秘的症状经各种方法治疗,仍持续不缓解并且伴有消瘦、呕吐、腹胀等其他症状,就需要做进一步检查了,如钡剂灌肠造影、肛门直肠压力测定、胃肠传输试验、过敏原检测、内分泌代谢检查(甲状腺功能、血糖和血钙等)、毒物筛查、风湿免疫性疾病检查(自身抗体等)、结核等感染指标检测,脊髓和脑的 MRI 检查可酌情选择,以便确定引起便秘的原因。

(徐樨巍)

怎样改善宝宝便秘的症状?

对母乳不足所致便秘的宝宝,可视宝宝接受的程度适当增加奶量,两次奶中间可以多给宝宝喂些水;对母乳充足仍有便秘及人工喂养出现便秘的宝宝,除了多喂水外,也可以加橘子汁、胡萝卜汁等果汁、菜水以刺激肠蠕动。较大婴儿可加菜泥、菜沫、水果泥、粥类等辅食,再大的婴儿则应及早添加较粗的谷类食品。除了通过饮食疗法来纠正便秘,还可结合腹部按摩、做操,增加户外活动,多运动可以促进肠蠕动,能使大便通畅。如果仍不奏效,可以采用药物疗法。小婴儿多选用灌肠,此方法既安全又简便。

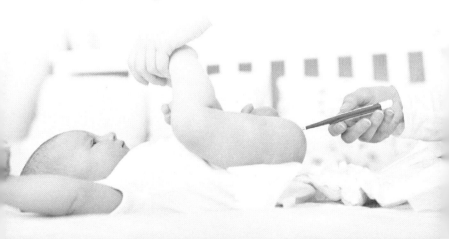

开塞露是常用的有效药物,每次 5~10ml 注入肛门,用以刺激直肠引起排便。如果是因为食物过敏而引起的便秘,应避免食用导致过敏的食物,例如对牛奶蛋白过敏,则应换成脱敏的奶粉,如氨基酸奶粉、深度水解蛋白奶粉。如果是由于先天性巨结肠等器质性疾病引起的便秘,应针对原发病进行治疗。

(徐樨巍)

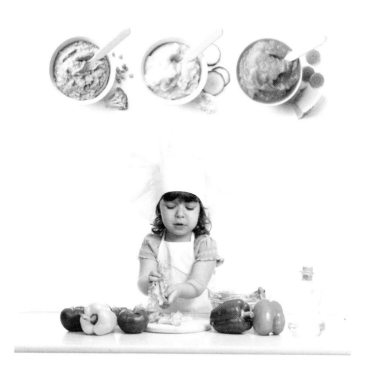

胃食管反流是怎么回事?

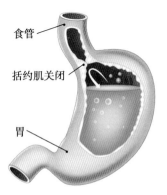

食管

括约肌关闭

胃

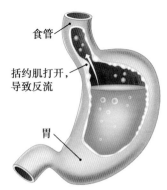

食管

括约肌打开，
导致反流

胃

健康的胃　　　　　　　　胃食管反流

　　胃食管反流是指胃、十二指肠内容物反流至食管。可见宝宝偶尔溢奶或呕吐,多于餐时和餐后出现,其原因是由于下食管括约肌反射性松弛而产生的,几乎可发生于每个健康的宝宝,属于正常生理现象。但如果宝宝表现为反复呕吐并逐渐加重,甚至出现营养不良和生长停滞,年长的孩子可有反酸、打嗝等表现,这时,就属于病理性胃食管反流了,也称胃食管反流病。它是由食管、胃连接部抗反流机制障碍或者屏障功能降低引起的,除了呕吐、溢奶、反酸、反食等症状外,婴儿还可表现出不典型的肠绞痛、易激惹、睡眠失调、拒绝喂食和喂食不适,年长儿可自述咽下疼痛、胸骨下端烧灼感和胸痛。反复出现的肺炎、哮喘、咽喉炎,早产儿的窒息和呼吸暂停以及婴儿猝死综合征等都可能与胃食管反流病相关。

(徐樨巍)

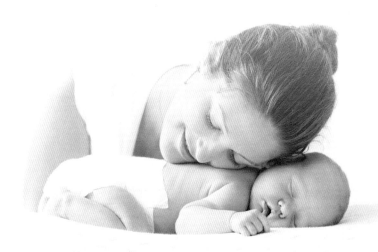

什么是幽门螺杆菌感染？
低龄儿童如何检测幽门螺杆菌？

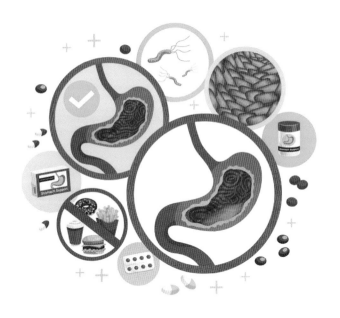

1982 年澳大利亚学者 Warren 和 Marshall 首先从人的胃黏膜中分离培养出幽门螺杆菌（helicobacter pylori，*Hp.*），大量研究证实 *Hp.* 感染在发展中国家广泛存在，并与慢性胃炎、消化性溃疡病的发生和发展密切相

关,大部分 *Hp.* 感染是在儿童期获得的。掌握 *Hp.* 感染的诊断、预防和治疗,对保证儿童的正常生长发育以及成年后的健康非常重要。目前认为"人 - 人"和"粪 - 口"是主要的传播方式和途径。*Hp.* 感染有家庭聚集现象,如果父母长辈有感染,其子女感染机会比其他家庭高得多。诊断儿童 *Hp.* 感染的技术包括两大类:

⚙ **侵入性检查**:需要进行电子胃镜检查,通过胃镜取胃窦部黏膜组织做快速尿素酶试验、组织切片染色及细菌培养等。胃镜进行检查的优点是准确性较高,不仅可以直观地观察胃黏膜,还可进行细菌培养和药敏测定,但是有一定痛苦和风险,患儿及家属接受起来有一定难度。

⚙ **非侵入性检查**:不需要进行胃镜检查,采用呼气试验及血清抗体测定和大便抗原检测等无创手段进行检查,更容易为家长和患儿接受,但是缺点在于,对于根除治疗无效的患儿,无法进行细菌培养和药敏测定指导治疗。

(丁召路)

幽门螺杆菌感染需要治疗吗？

　　并不是所有的幽门螺杆菌患儿都需要治疗,我国普通人群中幽门螺杆菌的感染率高达50%以上,但在这些所谓"带菌者"中,只有不到30%左右的人需要接受治疗。必须治疗的幽门螺杆菌相关性疾病包括:消化性溃疡、胃炎伴明显黏膜异常和恶性胃内肿瘤等。支持进行治疗的情况包括:血小板减少性紫癜、过敏性紫癜、计划长期使用非甾体抗炎药者、难治性缺铁性贫血和有胃癌家族史,有些情况国内外目前仍然存在争议。用于儿童幽门螺杆菌感染治疗的药物有:克拉霉素、阿莫西林、甲硝唑、替硝唑、呋喃唑酮、铋复合物和质子泵抑制剂。很

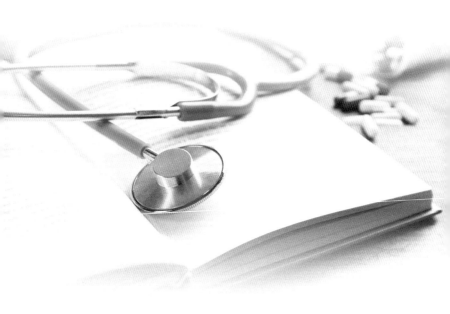

多二线药物（如四环素、利福布汀、环丙沙星）在国内尚未被批准用于儿童。治疗时须联合用药，应选择根除率高的治疗方案，以免引起细菌对抗生素的耐药性。为提高根除率，目前建议采用14天疗法。治疗结束停药后，至少4周后进行复查。

（丁召路）

得了胃炎后饮食
要注意哪些问题?

　　得了胃炎,饮食要规律,避免暴饮暴食,食物宜软、易消化,避免生冷、过酸、过热及过于辛辣的食物。小儿是生长发育的个体,因此食物还要富有营养,如选取牛奶、蛋、鱼、豆制品、面条、粥、新鲜蔬菜、新鲜水果等。另外可以吃一些对胃消化功能有帮助的食品,如山药、扁豆、莲子、鸡肫、猪肚等。不宜多吃的食品有芹菜、竹笋、肥肉、各种油炸食品等。

　　另外,得了胃炎,要保证充足睡眠,避免过分疲劳和精神紧张。

(徐樨巍)

哪些原因可能导致
孩子突发剧烈腹痛？

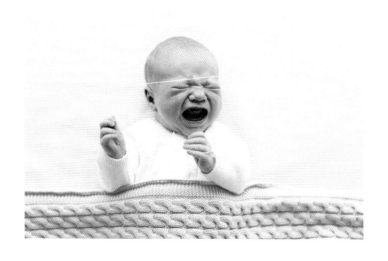

　　腹痛的起病急缓对鉴别诊断往往具有重要意义。发病急骤或阵发性加剧者常为外科性疾病，发病缓慢而疼痛持续者常为内科性疾病，但对原有慢性腹痛者，如腹痛转为持续性或突然剧痛，应注意急腹症的可能。

　　🌼 发病急骤或阵发性加剧者常为外科性疾病，如急性阑尾炎、绞窄性肠梗阻、胃肠道穿孔、肠套叠及腹股沟疝嵌顿等。发病缓慢而疼痛持续者常为内科性疾病，如肠蛔虫症、胃及十二指肠溃疡、肠炎及病毒性肝炎等，但对那些原来有慢性腹痛的孩子，如果腹痛转为持续性或突然剧痛的话，应注意急腹症的可能。

🌼 腹部器质性病变的疼痛特点为：①持续性绞痛，阵发性加剧；②局部压痛明显；③有腹肌紧张；④肠鸣音异常。

🌼 如果腹痛是在食用牛奶、蛋类、鱼虾等食物后发生，一般为过敏性腹痛，只要停止给小儿食用这类食物，腹痛就会好转。避免暴饮暴食，或者过食冷饮，也可减少小儿腹痛。

（刘志峰）

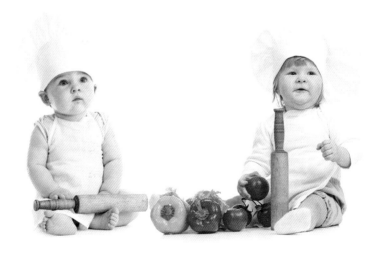

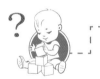

宝宝腹痛时要吃止痛药吗?

宝宝腹痛是不建议用止痛药的,因为有可能会掩盖病情,宝宝腹痛一般都是原因不明的,可能是慢性阑尾炎,止痛药会把症状掩盖,从而可能耽误治疗,所以一般建议去医院检查,也可以做一些其他的事情帮助患儿缓解疼痛。

❀ **方法一——热敷。** 病因明确的腹痛可用热毛巾热敷腹部,可以很好地缓解腹痛的症状,如果病因不明确则不建议此办法,因为如果有炎症感染,例如阑尾炎,热敷反而会使炎症扩散,病情加重。

❀ **方法二——分散注意力。** 可以放一些宝宝喜欢的音乐,或者讲一些他喜欢听的故事,分散其注意力,让他暂时不去关注疼痛,同时配合腹部按摩或者热敷效果

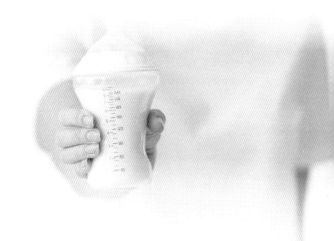

会更好,如果按摩则建议进行顺时针按摩,前提条件是病因明确。

　　🛞 **方法三——喝一杯温牛奶**。可以喝一杯温牛奶代替止痛药,因为牛奶里的钙含量很高,而钙有镇静神经的作用,可以起到一定的缓解疼痛的作用,而且还可以帮助宝宝入睡。

　　但如果小朋友除了腹痛还伴随其他症状,例如高热等,那么建议立马送医院,不要擅自用药或者擅自止痛,这样可能会延误病情,如果是腹泻等的腹痛那么建议多饮水,避免因腹泻而导致脱水。

（刘志峰）

宝宝的转氨酶升高
一定是肝炎吗？

肝脏是机体重要的物质代谢和解毒器官之一，婴幼儿期由于器官发育不成熟，更易出现肝功能异常，如感染、药物、中毒、遗传性疾病、溶血等免疫反应。血清丙氨酸转氨酶（ALT）是肝细胞内重要的氨基酸代谢酶，含量最高，肝细胞损伤时从细胞内释放入血液，是实验室评估肝损伤的最敏感指标。

随着规范产前筛查和母婴垂直感染阻断技术的提高，乙肝疫苗计划免疫的推广及血液制品的规范应用，近年来婴幼儿传染性肝炎已大大减少。因此其他原因造成的肝脏损伤在临床上更为常见。

（林谦）

黄疸不退的原因可能有哪些?

引起黄疸不退的原因很多,间接胆红素增高的常见原因主要有:母乳性黄疸、溶血、甲状腺功能减退、感染、消化道发育异常如幽门肥厚性狭窄、

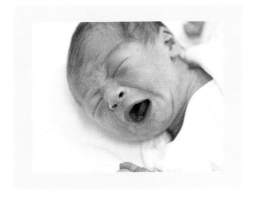

家族性高间接胆红素血症等。直接胆红素增高的常见原因主要有:胆道闭锁、胆汁淤积症、胆总管囊肿等。直接胆红素、间接胆红素双相增高的常见原因主要为婴儿肝炎。

(林谦)

脂肪肝是怎么回事？
会演变成肝硬化吗？

脂肪肝是指由于各种原因引起的肝细胞内脂肪堆积过多的病变。脂肪性肝病正严重威胁国人的健康，成为仅次于病毒性肝炎的第二大肝病，已被公认为隐蔽性肝硬化的常见原因。如果肝脏组织中堆积了过多的脂肪就会形成脂肪肝，过度肥胖及严重营养不良均会造成脂肪肝，儿童脂肪肝多见于前者。

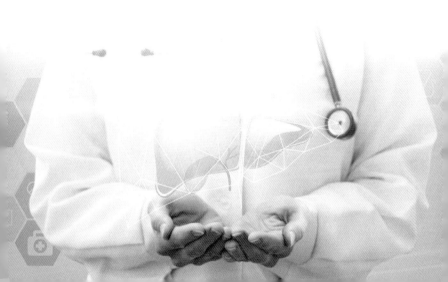

引起儿童脂肪肝的病因很多,主要有以下三个方面:

❀ 儿童饮食不节制,导致营养过剩、体重超标、过度肥胖等。

❀ 儿童厌食、消瘦、营养不良,由于机体需消耗的能量处于长期不能满足的状态,机体便动员全身的脂肪分解为脂肪酸运送到肝脏,但肝脏不能将它们全部变成能量,剩余的部分就沉积在肝脏,形成脂肪肝。

❀ 某些儿童患有慢性疾病或长期使用激素治疗。

临床可采取控制饮食及适当运动来改善症状。一般而言,脂肪肝属于可逆性疾病,早期诊断并及时治疗常可恢复正常。儿童脂肪肝极少会演变成肝硬化,但如果任由病情进展也会出现肝功能异常、肝脏纤维化进而发生肝硬化。

（林谦）

什么是乙肝
"大三阳""小三阳"?

可以通过检测血液中的乙肝病毒(HBV)血清标志物表面抗原(HBsAg)、表面抗体(抗HBs或HBsAb)、e抗原(HBeAg)、e抗体(抗HBe或HBeAb)和核心抗体(抗HBc或HBcAb)来判断是否感染了乙肝病毒及是否具有传染性,即我们俗称的"两对半"。

俗称的"大三阳",即是"两对半"检查中第一项、第三项及第五项阳性,即表面抗原(HBsAg)、e抗原(HBeAg)和核心抗体(HBcAb)为阳性,反映了机体中病毒在不断复制繁殖,具有较强的传染性。

俗称的"小三阳",即是"两对半"检查中第一项、第四项及第五项阳性,表面抗原(HBsAg)、e抗体(HBeAb)和核心抗体(HBcAb)为阳性,通常是由"大三阳"转变而来,是人体针对e抗原产生了一定程度的免疫力,此时仍有一定的传染性。

(林谦)

急性胰腺炎是怎么回事?

急性胰腺炎是一种比较常见的急腹症之一,是指多种病因引起的胰腺内的胰酶被激活,引起胰腺组织自身消化所致的急性化学性炎症。临床表现以腹痛为特征,伴随血清胰酶水平显著升高至正常水平的3倍或以上。

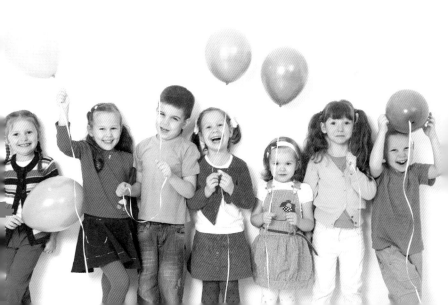

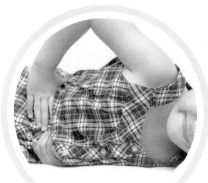

临床症状轻重不一，轻者有胰腺水肿，患儿表现为突然腹痛，约95%的患儿表现为突发性上腹或左上腹持续性剧痛或刀割样疼痛，上腹腰部呈束带感。常在饱餐或饮酒后发生，伴有阵发加剧，可因进食而增强，可波及脐周或全腹。伴有发热、恶心、呕吐，出现麻痹性肠梗阻时有明显腹胀，有胆道结石的患儿还可出现黄疸。重者胰腺发生坏死或出血，可出现休克和腹膜炎，病情凶险，死亡率高。

小儿急性胰腺炎较成人少见，发病与胰液外溢入胰腺间质及其周围组织有关。现多认为与病毒感染、药物、胰分泌管阻塞、某些全身性疾病或暴饮暴食有关。部分小儿可由腮腺炎病毒或上腹部钝伤引起。

（何祖蕙）

食物引起的过敏也会出皮疹吗？
食物过敏都有哪些表现？

大部分食物过敏都属于即时型反应，一般发生在进食后的几分钟至 1 小时之内，严重者可能会在 1 分钟内就发生过敏性休克；而迟发型过敏反应则需要几小时或 1 天后，乃至 2~3 周后才会发生。

婴幼儿食物过敏的表现可以是多种多样的，皮疹最为常见，多为发生在脸部、口周的红斑，躯干部也较多见，瘙痒脱屑，并可有色素沉着。

此外呼吸道症状有哮喘、鼻炎。胃肠道症状有呕吐、腹泻、胃肠痉挛。神经系统症状有烦躁易怒、坐立不安、注意力不集中。视听系统有视物模糊、眼睑水肿、眼结膜充血、流泪、听觉失灵、口齿不清。全身性反应有心血管症状、过敏性休克。

（郭红梅）

脱敏的奶粉有哪些？
如何选择？

✿ **氨基酸配方**：氨基酸配方不含肽段，完全由游离氨基酸按一定配比制成，故不具有免疫原性。对牛奶蛋白合并多种食物过敏、非 IgE 介导的胃肠道疾病、生长发育障碍、严重牛奶蛋白过敏、不能耐受深度水解蛋白配方者推荐使用氨基酸配方。

✿ **深度水解配方**：深度水解配方是将牛奶蛋白通过加热、超滤、水解等特殊工艺使其形成二肽、三肽和少量游离氨基酸的终产物，大大减少了过敏原独特抗原表位的空间构象和序列，从而显著降低抗原性，故适用于大多数牛奶蛋白过敏患儿。<10% 牛奶蛋白过敏患儿不能耐受深度水解配方，故在最初使用时，应注意有无不良反应。

✿ **大豆蛋白配方**：以大豆为原料制成，不含牛奶蛋白，其他基本成分同常规配方。由于大豆与牛奶间存在交叉过敏反应,且其营养成分不足,一般不建议选用大豆蛋白配方进行治疗,经济确有困难且无大豆蛋白过敏的 >6 月龄患儿可选用大豆蛋白配方,但对于有肠绞痛症状者不推荐使用。

⚙ **其他动物奶**:考虑营养因素及交叉过敏反应的影响,故不推荐采用未水解的驴乳、羊乳等进行替代治疗。

（郭红梅）

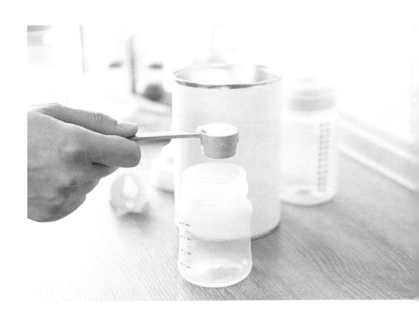

如何用脱敏奶粉
治疗牛奶蛋白过敏？

根据过敏情况不同,氨基酸配方奶、深度水解配方奶、大豆配方奶三种配方可供选,不能以免乳糖配方奶、部分水解配方奶或其他乳动物奶等治疗牛奶蛋白过敏。

氨基酸配方奶首选用于过敏性和嗜酸细胞性食管炎。深度水解配方奶首选用于治疗6个月以下婴儿的速发性牛奶蛋白过敏、食物蛋白诱发的小肠结肠炎综合征、特应性湿疹、胃肠道综合征和食物蛋白诱发的直肠结肠炎。大豆配方奶首选用于治疗6个月以上婴儿的速发性食物反应、胃肠道综合征或不伴生长发育障碍的特异性皮炎。

　　牛奶蛋白回避通常需要持续 3~6 个月,或者食用到 9~12 月龄,在决定是否恢复常规饮食前应进行再评估,包括皮肤点刺试验或特异性 IgE 检测筛查、牛奶蛋白激发试验。如牛奶蛋白过敏症状无复发,则食用氨基酸配方粉患儿序贯食用深度水解配方粉,若牛奶过敏症状复发,则继续食用氨基酸配方粉。对于重症牛奶蛋白过敏患儿,再评估时如果 sIgE 仍处于高水平,建议不再进行牛奶蛋白激发试验,应继续进行饮食回避。

（郭红梅）

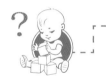

引起炎症性肠病的
高危因素有哪些?

炎症性肠病的发病原因尚未完全明确,遗传性素质导致机体对外环境、饮食、感染因素产生不能调节的肠道免疫反应可能与疾病病因有关。目前认为是多种因素相互作用所致。炎症性肠病是没有传染性的。

炎症性肠病发病具有一定家族聚集现象。据研究资料显示,约 15%~20% 的炎症性肠病患儿的较近亲属中,亦有其他人患炎症性肠病。但不肯定炎症性肠病有明显的家族遗传性。环境因素包括吸烟、药物、饮食、感染和精神心理因素等。

本病尚无特殊治疗方法。无并发症时,支持疗法和对症治疗十分重要,可缓解有关症状。活动期宜卧床休息,采用高营养、低渣饮食。

(李玫)

长期腹痛、腹泻可能是
患了炎症性肠病吗?

　　引起长期腹痛腹泻的原因很多，如：①上腹部疼痛合并腹泻要考虑慢性胆囊炎、胆管结石、慢性胰腺炎、慢性肝病、慢性胃炎等；②当进食某种特定食物后出现的腹痛腹泻要考虑食物不耐受症或过敏，如乳糖不耐受症、蛋白诱导性肠病、乳糜泻等；③慢性感染性疾病，如慢性阑尾炎、肠结核分枝杆菌、肠隐孢子虫、肠寄生虫的感染；④累及肠道的自身免疫性疾病，如炎症性肠病、过敏性紫癜、白塞病等；⑤腹腔肿瘤，如淋巴瘤、家族性腺瘤病、P-J综合征及其他各种肠道肿瘤；⑥胃肠功能性疾病，如肠易激综合征、儿童功能性消化不良等。

　　如果是长期不明原因的腹痛、腹泻，尤其出现以下情况：贫血、乏力、消瘦、低热、白细胞和CRP增高、血沉增快，应该到消化专科就诊排查相关疾病，如炎症性肠病。

（李玫）

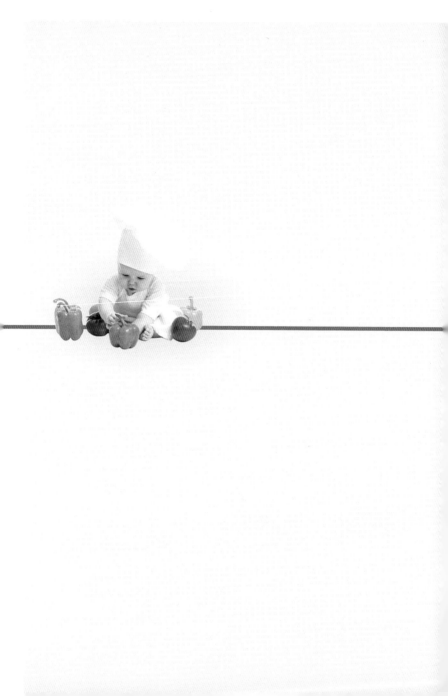

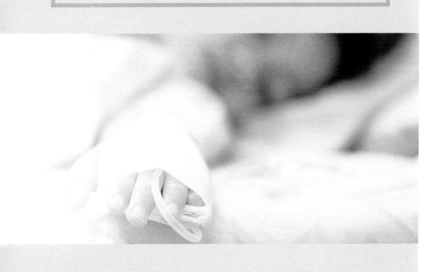

PART 3

住院患儿健康教育指导

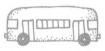

孩子如果脱水了怎么办?

如果是脱水程度比较轻,孩子还能进食和饮水,尿量没有明显减少,可以在家进行补液治疗。

⚙ 使用口服补液盐(ORS):ORS补液盐是已配好的干粉制剂,使用时按说明书配成液体即可。目前大多数医院使用的是第三代口服补液盐,渗透压更低,使用更安全,使用时一定要严格按照说明书浓度配制,即使用1袋冲调成250ml。

⚙ 没有口服补液盐时可以自己配制糖盐水进行补液:第一种配方是在500ml的温开水中加入1.75g食盐和10g白糖,500ml即一斤酒瓶所装的液体量,1.75g大约是啤酒瓶盖的一半,10g大约是2小勺;第二种配方是用自制的米汤加盐液体补液,即在500ml米汤加入1.75g的精食盐。

如果患儿出现严重脱水表现,或者频繁呕吐无法正常口服补液时就必须到医院就诊了。

(沈惠青)

孩子呕吐、腹泻出现了低钾应该如何补充钾？

宝宝的消化液里面除了水分,还有很多矿物质,也就是电解质,宝宝呕吐和腹泻明显时,可以导致矿物质的丢失,其中包括钾的丢失。钾对人体代谢非常重要,一旦医师发现钾缺乏,应该即时发现并补充。治疗方法要根据严重程度而定。轻度的低钾通过饮食补充即可,较严重的则需要医师给以补充钾制剂,包括口服和静脉两种方式。如患儿情况允许,口服缓慢补钾更安全。同时应积极配合医师控制宝宝的腹泻和呕吐,避免钾进一步丢失。即使患儿暂时需要静脉补钾,在治疗过程中患儿病情如果逐渐好转,可由静脉补钾改为口服补钾,当饮食恢复到正常饮食时,可停止补钾。

(丁召路)

孩子呕血了怎么办?

通常来讲,孩子呕血或者呕吐咖啡样物质,一般考虑是出现消化道出血,应该及时到医院就诊,必要时进行急诊电子胃镜检查。但是,应该首先除外是否服用中药或者药物,并排除耳鼻喉和口腔的疾病导致的出血,后者咽下后呕出也可为咖啡样。引起儿童消化道出血的原因很多,可归纳为以下几种:①全身性疾患,包括血液系统疾病,如白血病、血友病、血小板减少性紫癜和维生素 K 缺乏等。②胃肠道局部病变,包括食管疾病(如食管静脉曲张、食管炎、食管憩室、食管裂孔疝和食管贲

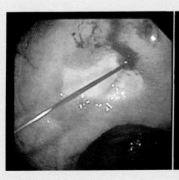
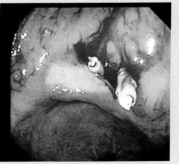

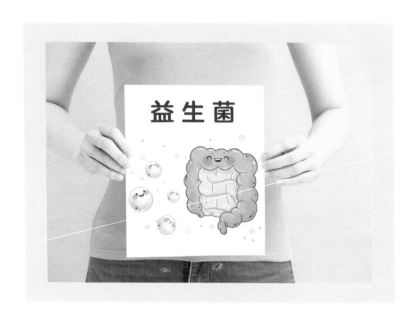

门黏膜撕裂症)、胃十二指肠和肝脏胆道疾病,如消化性
溃疡、应激性溃疡、糜烂性胃炎、胃黏膜脱垂和肝硬化门
脉高压出血。同时需要除外患儿服用药物、异物或者腐
蚀性液体损伤了胃肠道黏膜,从而引起出血,此类药物
多为非甾体类抗炎药(如阿司匹林和布洛芬)。医师会
根据病史、体检、出血部位、患病年龄、辅助检查等综合
分析,尽可能地查出病因。如果出现孩子呕血,首先应
该禁食水,并第一时间到医院就诊。

(丁召路)

发现宝宝大便里有血家长
应注意观察什么？

遇到宝宝便血了,家长应仔细注意观察以下几点:

🌼 应该关注宝宝是否有口腔、鼻咽等部位的出血,妈妈乳头有无皲裂,最近是否服用含铁丰富的食物或药物,以及宝宝大便时出血量多不多,是否伴有腹痛,大便性状是干燥还是稀,是否有发热、皮疹及其他症状。

🌼 注意宝宝便血的性状,一般说来,上消化道出血多表现为呕血和柏油样大便;下消化道出血多表现为便血,血呈鲜红或暗红色,量的多少因病情而异。

🌼 应注意宝宝便血是覆盖在大便的表面,还是混在大便里面,是鲜红色、暗红色还是柏油样便,而最严重的则全部都是血便。

🌼 儿童便血往往是多种疾病的一个危险信号,既可能是内科疾病,也可能是外科疾病,需引起家长高度重视。应及时到医院请医师诊断,以免延误病情。

(刘志峰)

低龄儿童能做
食管 24 小时 pH 监测吗？

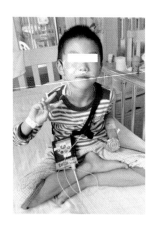

临床上小儿胃食管反流的表现轻重程度不一，而且相当一部分胃食管反流属生理现象，不同年龄小儿的胃食管反流表现又不尽相同，因此客观准确地判定反流及其性质十分重要。诊断胃食管反流病的金标准是食管 24 小时 pH 检测，它是通过在食管腔内放置一个 pH 电极进行长时间的观察，监测食管下端 pH<4 的反流次数、反流持续超过 5 分钟的次数、反流持续的最长时间等指标，进行综合分析。该方法不仅可以发现酸反流，还可以了解反流程度以及反流与症状、体位、进食的关系等。方法简便易行，适用于不同年龄的儿童，包括早产儿。

(徐樨巍)

胃食管反流需要治疗吗?

　　一般情况下,为避免胃食管反流,首先要调整喂养方式和方法。如给宝宝喂奶后,要轻轻地给宝宝拍嗝。减少每次喂母乳或配方奶的奶量,可能也会有所帮助。可以通过增加喂奶次数来补偿每次奶量的减少。如果宝宝已经3~4个月大了,也可以尝试在食物中加一些婴儿米粉,或者试着吃那些已经混合了米粉的婴儿食品。每次喂食后让宝宝安静一会儿,减少搬动。尽量在喂奶前换尿布。年长儿宜少量多餐,以高蛋白低脂饮食为主,晚餐后不宜再喝饮料以免发生反流,避免应用刺激性调味品,避免进食影响下食管括约肌张力的食物（如巧克力、咖啡等）。其次,对症状明显,已

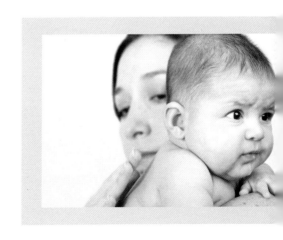

诊断为胃食管反流病的宝宝,应给予药物治疗,如促进食管、胃的蠕动和排空的促动力药(多潘立酮等);抗酸药(碳酸钙制剂、氢氧化铝等)可以中和胃酸,还可增加下食管括约肌的张力,减少反流物对食管黏膜的刺激,或应用抑制胃酸分泌的抑酸剂如奥美拉唑、西咪替丁等;也可给予保护食管和胃黏膜的黏膜保护剂如硫糖铝等。如经药物治疗仍不奏效,并且经辅助检查确定有严重并发症如溃疡不愈合、反复出血、穿孔等情况时需行手术治疗。

(徐樨巍)

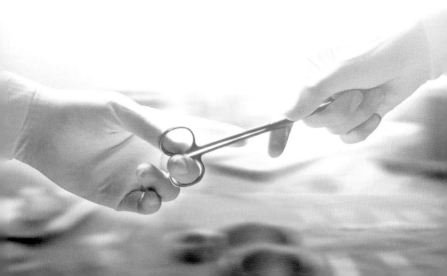

宝宝有再发性呕吐怎么办?

再发性呕吐又名周期性呕吐,症状可持续数年,每年反复发作数次呕吐,程度可轻可重,严重者可呕吐咖啡样血性物质和胆汁,发作时精神萎靡、乏力,可伴有头痛或腹痛,每次发作可持续 3~5 天,一般不超过 1 周,发作间隙正常,消化道检查、神经系统检查均无器质性改变,需排除代谢性疾病。

该病多与体质因素有关,可有家族史,青春期后多自然停止,饮食不当、受凉、劳累、情绪变化均可成为诱因。

轻症可暂时禁食数小时、分次口服少量糖盐水,部分患儿即能自行缓解;若呕吐症状剧烈、短时间内难以缓解或临床很快出现脱水、消化道出血等症状应及时至医院就诊并给予相应的补液、止血、止吐等药物治疗。

(林谦)

胃肠道外的疾病
也能引起腹痛吗?

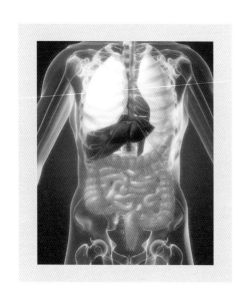

腹痛是小儿时期最常见的症状之一。引起腹痛的原因很多,几乎涉及各科疾病。既可以是腹内脏器病变,也可以是腹外病变;可以是器质性的,也可以是功能性的;可以是内科疾患,也可以是外科疾患,甚至可以最初为内科疾患,以后病情发展而以外科情况为主。肠道外疾病也可引起腹痛,如上呼吸道感染、化脓性扁桃体炎、肝胆疾病、泌尿系疾病、肠道寄生虫病,均可引起腹痛。肠寄生虫病在既往曾是腹痛的最常见病因,近年来由于饮食卫生的改善,肠寄生虫病已明显减少,尤其在城市中。

　　胃肠道外疾病引起腹痛也要注意是否为外科疾病，应注意鉴别，如：急性胰腺炎、胆管炎、肾结石、胆总管囊肿等，均应做必要的检查认真鉴别。

　　有的内科疾病也可引起较重的腹痛，如大叶性肺炎起病时，急性心力衰竭导致肝脏迅速增大等，过敏性紫癜的腹痛实际是在胃肠黏膜发生紫癜病灶刺激肠壁引起肠痉挛，如同时出现皮肤紫癜即容易与单纯的肠痉挛区别，但须注意紫癜的肠痉挛有时可继发肠套叠，不可忽略此点。腹型癫痫表现为突然发作腹部绞痛，多在脐周，有时在其他部位，持续数分钟至数小时，腹部检查正常而脑电图有癫痫波，有时腹痛为精神因素引起，如受精神创伤以及惊恐等。

（刘志峰）

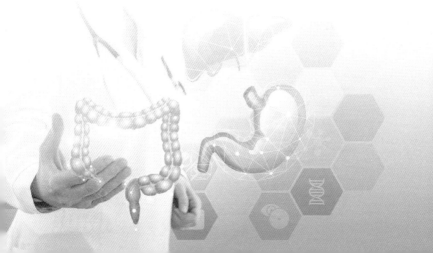

腹痛可能需要做哪些检查?

　　腹痛的患儿来就诊,医师除了详询病史,还要根据所怀疑的疾病,做一些相关的检查来帮助确诊。

　　首先,医师会做必要的体格检查,腹部的体检包括视诊、听诊、叩诊、触诊。此外要观察皮肤出血点、瘀斑、黄疸,心肺检查,腹股沟、肛指检查。其次,会选做一些必要的化验检查,血、尿、粪常规,血清和尿淀粉酶,幽门螺杆菌血清抗体,以及 ^{13} 碳呼气试验等。对于怀疑腹膜炎、出血、腹腔脓肿及某些腹部肿块的患儿可行诊断性穿刺,并对穿刺物作常规涂片、细菌培养或病理检查。

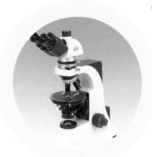

　　有些患儿还需做一些影像学检查才能明确诊断,如 X线检查:根据需要可选择胸腹透

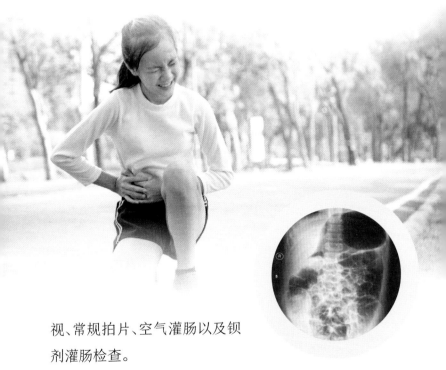

视、常规拍片、空气灌肠以及钡
剂灌肠检查。

　　此外,B 超检查、内镜检查、CT、
MRI 及核素扫描检查等均有较好的诊断价值,应根据
病情合理选择应用。对于怀疑心肌炎或心肌病的患儿,
应做心电图检查。

　　　　　　　　　　　　　　　　　　(何祖蕙)

哪些检查可以帮助医师对消化道疾病做出诊断？

腹部 X 线平片、消化道造影、内镜检查（除胃镜外，还有结肠镜、小肠镜、胶囊内镜等）、腹部超声、腹部 CT、腹部 MRI、24 小时食管 pH 监测、胃电图、食管压力及直肠压力测定等检查都可以帮助医师对消化道疾病做出诊断。比如：

🌸 当疑有肠梗阻、肠穿孔等疾病时，医师要对孩子进行腹部 X 线平片检查。

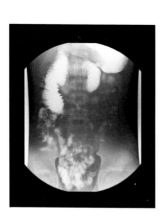

🌸 消化道造影有助于胃肠道旋转不良、肥厚性幽门狭窄、巨结肠等疾病的诊断。

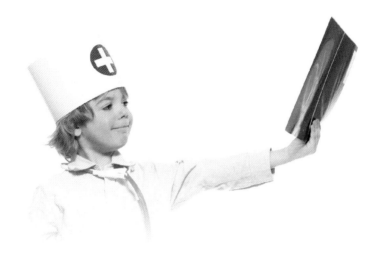

🌼 腹部超声、腹部 CT、腹部 MRI 检查适用于肝胆、胰腺及腹腔内肿块等疾病的诊断。

🌼 24 小时食管 pH 监测即监测 24 小时内有无酸反流(胃酸反流到食管),用于胃食管反流病的诊断。

(徐樨巍)

低龄儿童能做胃镜吗？

在看病的时候，医生一提到要给孩子做胃镜检查，家长们往往很难接受。但如果对以下问题有所了解，可能会对家长的决定有一定的帮助。

胃镜检查可以比较直观地了解食管、胃、部分十二指肠的情况，比如这些地方有没有炎症、糜烂、出血，长没长肿瘤，有没有胃酸、胆汁反流到食管，有没有解剖结

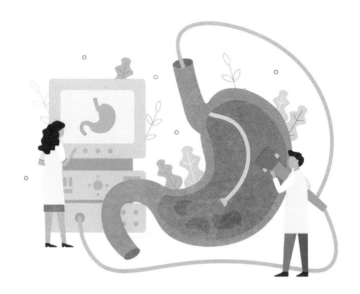

构的异常,有没有狭窄、梗阻等。
胃镜检查的同时还可以进行
治疗,比如当胃或十二指肠
有出血时,可以通过胃镜帮
助直接压迫出血部位止血
或者通过胃镜来喷洒、注射
药物来止血。各种原因引起的
食管狭窄可通过胃镜来扩张。有肝

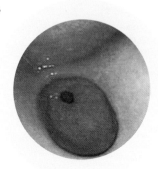

硬化、食管静脉曲张的孩子可以通过胃镜注射药物防止
反复出血。另外,有的孩子不小心吞食了异物,在短时
间内可通过胃镜取出。

从新生儿到 16 岁儿童都可接受胃镜检查。

胃镜检查要注意:检查前不要吃饭,最好空腹 6 小
时以上。检查后咽部不麻痹时,即可进食。检查后可能
排气、打嗝比较多,但很快会缓解。

（徐樨巍）

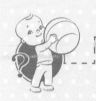

得了消化性溃疡该如何治疗?

消化性溃疡治疗的目的是缓解症状、促进愈合和预防复发,防止并发症。因为消化性溃疡大部分与幽门螺杆菌感染相关,首先应该进行根除幽门螺杆菌治疗,之后可继续给予 4~6 周的药物治疗,药物治疗主要是指抑酸治疗,包括 H_2 受体拮抗剂(如西咪替丁)和质子泵抑制剂(如奥美拉唑),大部分溃疡经过治疗都会治愈,但应该注意预防幽门螺杆菌感染的复发防止导致再次溃疡。

(丁召路)

得了消化性溃疡可以正常饮食吗？

儿童溃疡患儿确诊后，除了药物治疗，也需要适当调整饮食，具体为：

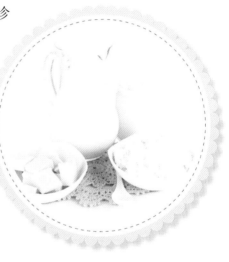

❀ **首先要调整饮食习惯**：进食应该有规律，少量多餐，避免过饱过快，以便减轻胃部的负担，减少不良刺激。

❀ **调整饮食结构**：选择低脂肪、高蛋白、高维生素易消化的饮食，包括牛奶、豆浆和鸡蛋等。应避免太甜的食物以免引起胃酸过多。

❀ **避免过热和刺激性饮食**：儿童应该避免食用茶、咖啡和辛辣油炸食物等。

（丁召路）

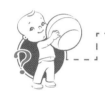

黄疸不退要做什么检查?

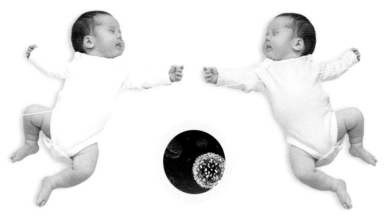

宝宝满月了黄疸没退,可由母乳喂养因素、溶血因素、感染因素、肝胆疾病、甲状腺功能减退、消化道发育异常等原因造成,可以根据宝宝的黄疸及临床表现选择以下检查:

🌼 **经皮胆红素检测**:是一种无创的检测方法,操作便捷,但由于此法受测定部位皮肤厚薄与肤色的影响,可能会误导黄疸情况,可作为筛查使用。

🌼 **血常规检查**:白细胞、中性粒细胞增高提示感染;贫血提示溶血等。

⚙ **尿常规检查**：肝炎、胆道梗阻时尿胆红素增高；肝炎、溶血性黄疸时可出现尿胆原阳性。

⚙ **肝功能检查**：丙氨酸氨基转移酶（ALT）、天门冬氨酸氨基转移酶（AST）是反映肝实质损害的指标，ALT 尤其敏感；碱性磷酸酶在肝内胆道梗阻或有炎症时可升高；总胆红素、间接胆红素、直接胆红素的升高可反映溶血、胆道梗阻等。

⚙ **溶血相关特异性抗体检查**：包括母亲及宝宝的血型（ABO 和 Rh 系统）、直接及间接抗人球蛋白抗体检测。

⚙ **腹部 B 超**：为无损伤性诊断技术，肝炎时可有肝脏肿大、肝细胞光点增粗；胆道系统疾病如胆总管扩张、胆道闭锁、胆结石、胆囊缺如等。

（林谦）

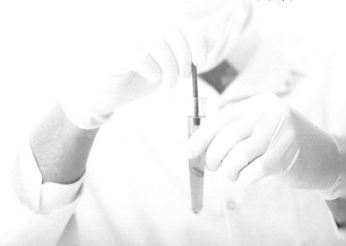

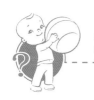

黄疸不退该用哪些治疗方法?

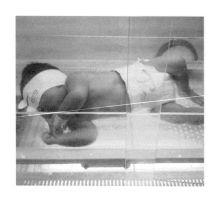

黄疸不退首先应该到医院就诊,医师会根据宝宝情况进行相应处理,下列方法是医师经常采用的方法。

❀ 光照疗法:是降低血清未结合胆红素简单而有效的方法。将新生儿卧于光疗箱中,双眼用黑色眼罩保护,以免损伤视网膜,会阴、肛门部用尿布遮盖,其余均裸露。用单面光或双面光照射,持续 2~48 小时(一般不超过 4 天),胆红素下降到 7mg/dl 以下即可停止治疗。

❀ 换血疗法:换血能有效地降低胆红素,换出已致敏的红细胞和减轻贫血。但换血需要一定的条件,而且也可能产生一些不良反应,故应严格掌握指征。

药物治疗：根据不同病因使用肝酶诱导剂（如苯巴比妥）、纠正代谢性酸中毒，静脉使用白蛋白加速胆红素的转运、免疫球蛋白封闭溶血抗体。

中药制剂：如茵栀黄口服液，其主要成分为茵陈、栀子、黄芩、金银花，已经成为治疗新生儿黄疸的首选安全制剂，被广大患儿及家长接受，可以联合其他治疗。

（林谦）

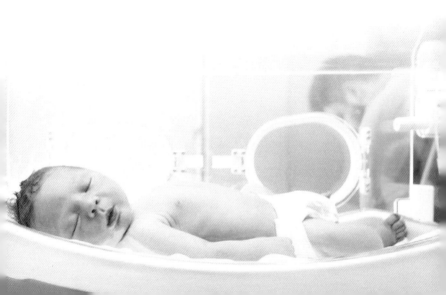

发生水样腹泻怎么办？

腹泻时机体不仅不能有效地从食物中吸收水分和电解质，而且还会以肠液的形式将它们进一步丢失，导致粪质稀薄，水分增加，每天排便量超过 200g。导致水样腹泻最常见的原因是病毒感染，病毒侵入肠道后，在小肠绒毛顶端的柱状上皮细胞上复制，使细胞发生空泡变性和坏死，受累的肠黏膜上皮细胞脱落，致使小肠黏膜重吸收水分的电解质的能力受损，肠液在肠腔内大量集聚而引起水样泻。

此外各种产生肠毒素的细菌可引起分泌性腹泻，如霍乱弧菌、产肠毒素性大肠埃希菌等。病原体侵入肠道后，在肠腔内繁殖，黏附在肠上皮细胞刷状缘，释放肠毒素，抑制小肠绒毛上皮细胞吸收 Na^+、Cl^- 和水，并促进

肠腺分泌 Cl^-,使小肠液总量增多,超过结肠吸收限度而发生腹泻,排出大量水样便,导致患儿脱水和电解质紊乱。

口服补液盐三代是世界卫生组织于 2006 年 3 月 23 日推荐的治疗急性腹泻脱水有优异疗效的药物。新配方可使溶液迅速吸收,减少静脉输液的必要性,并能减少粪便量,具有补液和止泻双重作用。儿童开始时服用 50ml/kg,4 小时内服完,以后根据患儿脱水程度调整剂量直至腹泻停止。严重脱水或严重腹泻时应以静脉补液为主,直至腹泻停止。

（郭红梅）

得了胰腺炎饮食上应注意什么?

　　胰腺炎发作时应禁食、胃肠减压,进行胃肠减压除能缓解因麻痹性肠梗阻所致的腹胀、呕吐外,更重要的是可以减少胃液、胃酸对胰酶分泌的刺激作用而阻止胰腺炎的发展。

　　在患儿腹痛减轻或消失、腹胀减轻或消失、肠道动力恢复或部分恢复时可以考虑开放饮食,开始以碳水化合物为主,逐步过渡至低脂饮食,不以血清淀粉酶活性高低作为开放饮食的必要条件。

　　对于轻至中型的急性胰腺炎一般不需要空肠营养或静脉营养,一般在病程的 4 天内即能进食。对于重型胰腺炎营养支持可划分为 3 个阶段:第一阶段应以全胃肠外营养为主,一般需 2~3 周;第二阶段经内镜或在 X 线引导下给患儿置入鼻空肠管,予以肠道要素饮食 2~3 周;病情稳定则进入第三阶段,即过渡到口服饮食。

(何祖蕙)

反复得胰腺炎可能
有哪些原因?

反复得胰脏炎往往是急性胰腺炎未经治愈发展而成,这种情况比较少见。其发病主要由于胰液逆流和胰酶损害胰腺,有某些因素与发病有关,可以针对这些因素进行预防。

✿ **胆道疾病**:预防首先在于避免或消除胆道疾病。例如,预防肠道蛔虫,及时

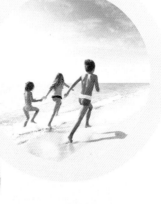

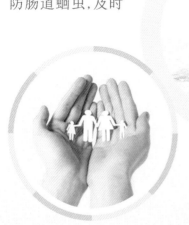

治疗胆道结石以及避免引起胆道疾病急性发作,都是避免引起胰腺炎发作的重要措施。

🌼 **酗酒:**在成人中多见。

🌼 **暴食暴饮:**可以导致胃肠功能紊乱,使肠道的正常活动及排空发生障碍,阻碍胆汁和胰液的正常引流,引起胰腺炎发作。

🌼 **上腹损害或手术:**内镜逆行胰管造影也可引起胰腺炎急性发作,此时医师和患儿都要引起警惕。

🌼 **其他:**如感染、糖尿病、情绪及药物都可引起。还有一些不明原因所致的胰腺炎,例如胰胆管发育异常,对于这些预防起来就很困难了。

(何祖蕙)

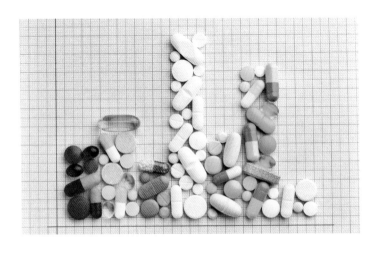

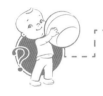

诊断食物过敏需要
做哪些检查?

目前对于食物过敏诊断方法包括详细询问病史、体格检查、临床表现、过敏原皮肤点刺试验、特异性 IgE 检测筛查,以及食物回避试验与食物激发试验。多限于 IgE 介导的速发型反应。

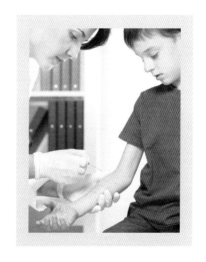

非 IgE 介导的食物过敏尚无标准诊断方法,但仍由食物激发试验确诊。一般认为,食物回避和激发试验是诊断食物过敏的"金标准"。食物回避即患儿停止食用导致其过敏的食物,并且母乳喂养的患儿在母亲的饮食中也要严格回避过敏原。

开放性食物激发试验:需停用一切可影响激发试

验结果的药物(如组胺、激素等)1~2周,并回避所有可疑致敏食物2~4周。将可疑致敏食物以不能引起症状的少量加入普通食物中,逐渐增量至正常。每次加量前仔细观察相应的临床症状,监测呼吸、心率及皮肤改变,并记录可观察到的症状及不适。一旦出现相关临床表现应立即停止开放性食物激发试验。院内观察2小时无特殊反应者,应指导家长离开医院后继续观察儿童表现,仔细记录症状,电话随访24小时,若出现反应则来医院证实。可疑食物诱发出现症状即为阳性,阳性者可确诊为食物过敏。

(郭红梅)

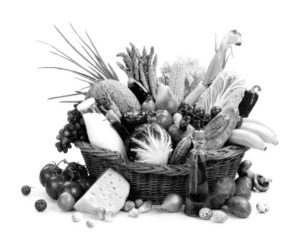

误服了钱币等异物该怎么办?

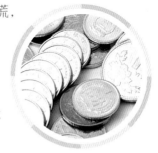

　　孩子误吞了钱币,家长不必惊慌,也不要指责孩子造成孩子的惊恐。

　　首先要明确孩子是否真的吞服了钱币、吞了几枚钱币、钱币在大约什么时间吞服的、孩子有无不适表现等。

　　如果孩子有呕吐或吞咽困难等症状,应及时带孩子去医院拍 X 线片检查,以确定硬币是否停留在食管内,必要时需在内镜下取出硬币。如果孩子没有任何不适,就不必担心,因为圆形的硬币导致胃肠道穿孔的可能性是很小的。可以多吃些富含纤维素的蔬菜,保持大便通畅,每天观察大便中有无钱币排出。

　　如果十天内硬币仍未见排出,可以带孩子去医院照一张 X 线片,以明确钱币是否还在孩子的胃肠道,以及目前钱币在胃肠道大致的存留部位。大便不通畅的孩子排出时间一般比较长。

（何祖蕙）

误服了纽扣电池等碱性或酸性的物体该怎么办？

很多玩具里都有纽扣电池，所以孩子吃纽扣电池的现象时有发生。纽扣电池内含有腐蚀性的酸性或碱性物质，孩子如果误服了纽扣电池，应尽快带孩子去医院拍 X 线片检查，以确定纽扣电池停留在消化道的位置。

如果电池卡在食管或喉咙里，需紧急进行内镜治疗。因为一旦电池外壳破损会泄漏腐蚀性物质，可以造成食管严重灼伤、透壁性糜烂、瘘管形成等，后期可以引起食管瘢痕狭窄。

如果电池的位置在食管以下，除非有胃肠道受损的症状和体征，或反复 X 线检查显示较大的电池（直径大于 20mm）停留在胃中超过 48 小时，否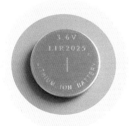则暂时没有必要取出。电池一旦通过幽门进入十二指肠，85% 会在 72 小时以内通过幽门，这种情况下，每 3~4 天进行 1 次 X 线检查是适当的。

（何祖蕙）

诊断炎症性肠病需要哪些检查?

怀疑炎症性肠病的患儿,需要到消化专科门诊就诊。

详细描述何时开始发病,腹痛的部位、发作时间、疼痛持续时间;每天排便的次数、排便时间、有无紧迫感、大便的形状;有无逐渐消瘦、乏力和经常发热的表现;有无口腔、皮肤、关节等部位异常;哪些情况下症状减轻、哪些情况下症状加重;曾经使用过什么药物,服药的效果如何等。

消化专科医师经过初步的体格检查和营养评估后,会根据患儿病情和医院情况开展项目,一般会选择大便常规、大便培养、血常规、肝肾功能、血清相关抗体、大便钙卫蛋白、腹部 B 超、消化道内镜检查、肠黏膜的组织病理、消化道造影、小肠 CT 或 MRI 等相关项目进行检查。

(李玫)

治疗炎症性肠病的
水杨酸制剂如何应用?

水杨酸制剂是目前治疗炎症性肠病的一线药物,特别是治疗轻、中型炎症性肠病的首选药物。目前使用的主要有柳氮磺胺吡啶和5-氨基水杨酸的缓释剂,前者价格便宜、效果良好,后者可控制药物在肠道的释放速度,保持药物在回肠和结肠的有效浓度,安全性更高。

5-氨基水杨酸有口服和局部用药两种剂型,根据肠道病变的部位单用一种或两种联合使用。为达到满意的治疗效果,必须按照医师嘱咐按时、足量地坚持用药。水杨酸制剂的不良反应有消化道不适症状、白细胞减少、贫血、叶酸吸收下降,严重者有肺、心包、肝和胰腺的药物损害。

在两餐间服药或逐步增加药物剂量可减轻不良反应,和免疫抑制剂共同使用时易发生骨髓抑制。由于用药时间较长,饮食中需要补充叶酸和维生素B族药物,使用过程中需要定期检测血常规和肝肾功能。

(李玫)

激素类药物可以
治疗炎症性肠病吗?

　　激素类药物因具有肯定的抗炎作用及免疫抑制作用,尤其对中、重度病变广泛的炎症性肠病患儿,具有起效快、效果好、价格便宜的优势,是治疗炎症性肠病的重要药物之一;因激素自身的副作用问题,必须在医师的指导下使用,才能发挥激素的治疗作用而避免长期不合理应用带来的副作用问题。

　　激素类药物有静脉滴注和口服两种方式,如氢化可的松、甲泼尼龙只能在医院静脉滴注,而泼尼松可以口服,方便患儿带药回家治疗,疗程为 2~3 个月。长期激素治疗会导致骨质疏松症、免疫力下降、儿童发育异常等问题,激素治疗期间需要补充维生素 D 和钙制剂,尽量避免长疗程服用激素。

(李玫)

孩子患了炎症性肠病需要
用免疫抑制剂吗?

是的,免疫抑制剂是治疗儿童炎症性肠病的重要药物之一。当水酸类药物和激素治疗无效或发生激素依赖(如泼尼松使用 6 个月以上)并出现严重副作用,并发各种瘘管、肛周病变的顽固性克罗恩病时要考虑使用免疫抑制剂。

常用的免疫抑制剂有巯基嘌呤、甲氨蝶呤,因为儿童的生理特点,6- 巯基嘌呤是儿童常选用的免疫抑制药物,是诱导缓解和维持缓解的治疗用药。

6- 巯基嘌呤的不良反应为骨髓抑制,建议用药前行 *TPMT* 基因型检测。使用过程中要定期检测全血细胞和肝肾功能,及时发现有无骨髓抑制现象。

(李玫)

得了炎症性肠病饮食应该注意什么?

炎症性肠病患儿因疾病导致慢性腹泻、肠道吸收不良,严重者可反复发生肠梗阻、肠穿孔,因而患儿大多会出现因蛋白质、能量摄入不足的营养不良,同时合并维生素、矿物质及微量元素等多种营养素的缺乏。

营养支持是炎症性肠病的治疗手段之一,发挥着和药物同样重要的作用。因此只要肠道功能允许,应给予全肠内营养或肠内营养合并部分静脉营养。根据患儿的状况选择口服或营养管管饲,营养制剂以高热量、高蛋白、低脂低渣、富含多种维生素和微量元素为原则,例如要素饮食是肠功能受损时良好的营养制剂。

炎症性肠病患儿治疗期间推荐吃的食物有:精制米、面类主食、各种煮熟的蔬菜、去皮土豆、煮熟的猪肉、鱼肉、易消化的蛋奶制品;避免吃全麦高纤维的谷类,带皮生吃的水果、蔬菜,油炸式重油的食物,咖啡,巧克力,坚果类食物。

在营养治疗期间应注意患儿有无腹泻、腹胀、呕吐、腹痛等肠道症状,注意饮食的卫生。

(李玫)

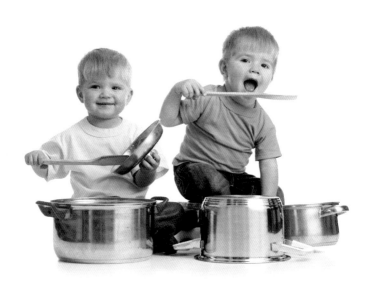

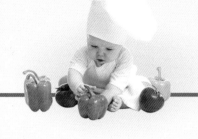

阅读笔记